顺其自然的

抑郁症的森田疗法

主　编　[日]中村敬　施旺红

副主编　李江波　　王　娥　　冼献波　　郑小金

编　者　清风徐来　云卷云舒　黄菊昆

　　　　许　涛　　宋丽娜　　郝　伟

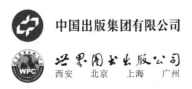

中国出版集团有限公司

世界图书出版公司

西安　北京　上海　广州

图书在版编目（CIP）数据

抑郁症的森田疗法 /（日）中村敬，施旺红主编 . —西安：世界
图书出版西安有限公司，2024.1
（顺其自然的森田疗法）
ISBN 978-7-5232-0600-3

Ⅰ . ①抑… Ⅱ . ①中… ②施… Ⅲ . ①抑郁症—精神疗法
Ⅳ . ① R749.405

中国国家版本馆 CIP 数据核字 (2023) 第 148055 号

书　　名　**抑郁症的森田疗法**
　　　　　YIYUZHENG DE SENTIAN LIAOFA
主　　编　[日]中村敬　施旺红
责任编辑　马元怡　王少宁
装帧设计　新纪元文化传播
出版发行　**世界图书出版西安有限公司**
地　　址　西安市雁塔区曲江新区汇新路 355 号
邮　　编　710061
电　　话　029-87214941　029-87233647（市场营销部）
　　　　　029-87234767（总编室）
网　　址　http://www.wpcxa.com
邮　　箱　xast@wpcxa.com
经　　销　新华书店
印　　刷　西安雁展印务有限公司
开　　本　787mm×1092mm　1/16
印　　张　12.75
字　　数　226 千字
版次印次　2024 年 1 月第 1 版　2024 年 1 月第 1 次印刷
国际书号　ISBN 978-7-5232-0600-3
定　　价　56.00 元

医学投稿　xastyx@163.com　‖　029-87279745　029-87285296
☆如有印装错误，请寄回本公司更换☆

世界卫生组织曾预测，抑郁症将成为 21 世纪人类的主要杀手。目前在世界范围内，抑郁症患者有 3.4 亿。每年在 2000 万有自杀企图的人群中，45%~70% 者具有明显的情绪抑郁倾向。截至目前，抑郁症已成为影响寿命、增加经济负担的第二大疾病。

面对抑郁症给人类带来的威胁，近年来新型抗抑郁药陆续被研发出来，取得了较好的疗效。但是，任何疾病的治疗都应有适当的休养，患者调整好身心状态了，才能更好地发挥药物疗效。

对于抑郁症的治疗，日本医学界在采用药物治疗的同时，也非常重视休养，这和北美一些国家重治疗、轻休养的治疗方案有所不同。在基因治疗、脏器移植等尖端医疗技术迅速发展的当今，"休养"一词显得过于陈旧，但是，对于像抑郁症这样具有自然治愈可能性的疾病，不能单纯依靠药物治疗，患者更应注意休养，改善生活方式，以提高自然治愈力。休养常被现代医学所忽视，但它却是抑郁症患者恢复的关键。

通过多年的抑郁症治疗临床实践，我确信，抑郁症患者在治疗初期需要充分的休养。然而，在该病的整个治疗过程中，仅仅靠休养就可以了吗？我们常遇到这样的抑郁症患者：开始诊疗阶段恢复很顺利，但此后恢复速度减缓乃至停滞；还有的患者，发病初期只是具有轻度的抑郁症状，但是随着病程的延长，这种抑郁症状也会长期持续，难以缓解。对于这些患者，仅仅靠休养是不够的。

鉴于此，笔者根据森田疗法的基本观点，与施旺红博士等一起撰写此书，旨在阐明诊治抑郁症必须针对患者的病情，因人而异确定治疗和休养方针。我主要介绍了抑郁症的类型、病因和临床症状，重点介绍了如何运用森田疗法治疗抑郁症、抑郁症复发的预防和抑郁症患者家属的应对措施等。本书若能有益于正在寻医问药的抑郁症患者、正在恢复中的抑郁症患者及其家属，那我将感到无比欣慰。

东京慈惠会医科大学第三医院院长，精神神经科教授

日本森田疗法学会理事长

中村敬

非常荣幸两次获笹川奖学金资助，赴日本学习研究森田疗法。尤其是2004年，到森田疗法的发源地东京慈惠会医科大学第三医院精神神经科从事研究一年，真是获益匪浅。我的导师中村敬先生长期从事抑郁症和森田疗法的临床研究，在这方面已积累了丰富的经验。

森田疗法是日本精神科医生森田正马开创的治疗神经症的独特疗法。其出发点是治疗神经症而不是抑郁症，但经过中村先生等众多学者的努力，森田疗法对抑郁症也有了很好的疗效。

森田疗法强调"顺其自然，为所当为"。这富有哲学意蕴的理论对中国人来说并不陌生，但用它来指导患者克服心理障碍可就不是一件容易的事了。

长期从事森田疗法的学习研究，本人从中受益良多。看到日本的学者刻苦钻研，摸索出许多森田疗法的治疗技巧，我非常感动，从内心深处涌现出一种责任，希望尽自己所能，介绍这种疗法到中国来，帮助更多的患者，让他们早日恢复健康。

当我将自己的想法向中村先生汇报时，得到了他积极的支持。他毫无保留地将自己多年的经验和研究结果无私奉献出来，愿意与我合作出版此书，并到我校做学术报告，详细介绍了他对抑郁症治疗的独特见解。

本书第一版推出后，受到广大读者的真诚关注，他们通过各种方式与我联系、交流，提出了宝贵的意见。近十几年来，我一直通过网络森田疗法学院 QQ 群（369256946）、新浪微博等渠道宣传森田疗法，同时，通过举办网络森田疗法培训讲座，大大提高了森田疗法的推广效果。许多抑郁症患者通过学习森田疗法走出了抑郁症和神经症的困扰，他们把自己的经历和感悟总结出来，帮助我积累了更多的素材，激发了我更大的写作热情。感谢森田正马先生发明这样一种简单实用的疗法，给无数苦难的朋友带来光明，希望更多的抑郁症朋友能从本书中获益。

衷心感谢所有信任支持我的朋友，没有你们的支持，就没有这本专著！

衷心感谢我的爱人和孩子。这些年来，我几乎将所有的业余时间都用在学习日语、研究森田疗法上，很少陪伴他们，没有他们对我的理解和宽容，我不可能有完美的家庭和幸福的生活！

施旺红

2023 年 5 月于西安

目 录
Contents

上篇 中村敬教授论抑郁症的森田养生法

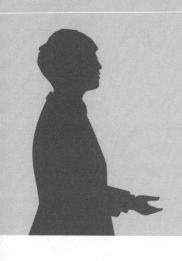

第一章
抑郁症是什么？

一、抑郁症不是精神病

抑郁症曾经被认为是和精神分裂症一样严重的精神病顽疾之一。然而，近年来，很多学者认为将抑郁症当作精神病是不合适的。理由是：无数临床诊断病例证明，抑郁症导致判断能力根本损害的病例很少见，抑郁症的核心问题是在心境和情绪上的变化。因此，美国的一些医院将抑郁症门诊称为"情绪门诊"（mood clinic），这说明人们对抑郁症的认识发生了根本性的变化。

著名心理学家马丁·塞利格曼将抑郁症称为精神病学中的"感冒"。大约有12%的人在他们一生中的某个时期都曾经历过相当严重的、需要治疗的抑郁症，尽管其中大部分人抑郁症的发作不经治疗也能在3~6个月结束，但这并不意味着你可以忽视它。

虽然有些人的抑郁症状并没有十分明确的、合理的外部诱因，但是他们的抑郁症状持续得很久，远远超过了一般人对这些事件的情绪反应，而且抑郁症状日趋恶化，严重地影响了工作、生活和学习。如果是这样，那么很可能他们患了当今世界第一大心理疾病——抑郁症。

如果非要给抑郁症下个定义，可以这样说：抑郁症通常指的是情绪障碍，是一种以心境低落为主要特征的综合征。对于我们普通人而言，从其症状入手，是认识抑郁症的最好办法。

二、抑郁症不同于正常的抑郁情绪

事实上，抑郁情绪是我们每一个正常人都能偶尔体验到的情绪。在生活中，充满了大大小小的挫折和失败，很多人会经历失业、离婚、失去心爱的人或其他痛苦等。每当这些事件发生时，我们都会体验到悲伤、痛苦甚至绝望。有些人的情绪易受季节和环境的影响，如在秋季到来时，会突然感到悲哀，或者感到压抑。这种情况一般会持续一两天，这种情绪波动会自然恢复，或者变换一下环境就会消失。又比如，当你在单位遇到不顺心的事情而情绪低落时，回到家里品尝鲜美的饭菜，喝上两杯小酒，或者参加运动，出一身汗，不良情绪也就烟消云散了。通常由这些明确的生活事件引起的抑郁和悲伤是正常的、短暂的，有的是人在社会化进程中的必然经历，是有利于个体成长的。

没有经验的人可能会将日常的情绪波动误认为是抑郁症，实际上，抑郁症作为一种病，其症状表现和正常人的情绪波动是有区别的。

首先，情绪波动的程度不同。如图1-1所示，作为病态的抑郁症，其情绪波动远远超过正常人的情绪波动范围。

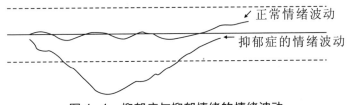

图1-1 抑郁症与抑郁情绪的情绪波动

其次，抑郁症的情绪波动和正常人的情绪波动存在质的差别。正常人抑郁情绪的波动，往往与困难的场合、挫折或事不如意等诱因有关。然而，抑郁症的情绪波动不一定有上面的诱因，有时候可能在好事不断的情况下发病，如所谓"升迁抑郁症"就是这样。这类患者尽管在工作中按本人的愿望得到晋升，但经过一段时间后，他们会开始感到："怎么这样简单？"抑郁症随之而来。有些症状重的患者会伴随各种躯体不适的症状。一位患者指着自己的胸部说："这里好像有一块石头堵着，痛苦极了。"随着抑郁症进一步发展，患者的精神麻木了，悲伤的情绪没有了，所有的感情包括喜怒哀乐全都会消失，患者会陷入一种无感情的境地。

三、抑郁症的分类

根据临床和精神病理学的观点，抑郁症主要分为以下几类：

（一）原发性抑郁症和继发性抑郁症

原发性抑郁症是指既往无其他病史的抑郁症。继发性抑郁症是指大脑与躯体疾病、酒瘾、药源性等所有可查出的原因引起的抑郁症。

（二）内源性抑郁症和反应性抑郁症

内源性抑郁症是指来自内部的原因所引发的抑郁症，主要根据两个临床表现来判断，即躯体特征性症状（如早醒、食欲下降、体重减轻等）和病程的自主性，一旦发病，环境因素不再对疾病起重要作用。内源性抑郁症目前在医学上被理解为是一种综合征，表现为抑郁心境、兴趣丧失、食欲下降、体重减轻、早醒及情感的昼夜变化等。它可能存在着某些生物学上的变化，受某些因素诱发，但病情呈自主性，须积极地治疗，电休克、抗抑郁药治疗有良好的效果。反应性抑郁症是指抑郁情绪由外界的因素引起，在疾病的发展过程中，环境因素始终起重要的作用。

（三）精神病性抑郁症和神经症性抑郁症

精神病性抑郁症是指患者除有典型的抑郁症状外，还伴有片段的或短暂的幻觉、妄想（妄想抑郁）或木僵（抑郁性木僵）等症状。神经症性抑郁症则不伴有重型精神病性症状。

（四）儿童抑郁症

儿童抑郁症是指发生在儿童时期的持续的心境不愉快，以抑郁情绪障碍为主要特征。儿童抑郁症患者中女童多于男童。

（五）更年期抑郁症和老年期抑郁症

这是以年龄阶段来划分的一组抑郁症。更年期抑郁症是指首次发作于更年期，不是任何其他因素引起的抑郁症。老年期抑郁症是指首次发病于老年期（65岁以上）的抑郁症，以抑郁心境为基础，以焦虑症状为突出的临床表现，有较多的躯体不适主诉，病程长，预后差。

（六）隐匿性抑郁症

这是一组不典型的抑郁症候群，临床上常称之为抑郁等位症，抑郁情绪并不明显，且常被持续出现的多种躯体不适和自主神经功能紊乱症状所掩盖，如头痛、头晕、心悸、胸闷、气短和四肢麻木等。

（七）季节性情感障碍

这是一类与季节变化关系密切的特殊的抑郁症。在美国阿拉斯加、加拿大的北部和北欧等纬度高的地区发病率高。本病多见于女性。患者一般在秋末冬初发病，没有明显的心理社会应激因素，表现为心境持久的低落，情绪忧郁，常伴有疲乏无力、头痛、体重增加等症状，喜欢觅食碳水化合物，这种症状在春、夏季自然缓解。至少连续两年以上秋、冬季反复发作即可诊断为季节性情感障碍。每天进行 2~3 小时明亮的光照疗法对此病有治疗作用。光照疗法对睡眠障碍也有明显的疗效。

临床上还常根据症状轻重、发病急缓程度将其分为以下 4 种类型：

轻型抑郁 患者抑郁症状的严重程度相对较轻，门诊上这种患者较多见。

重症抑郁 具有抑郁症的全部症状，且程度较重，可能出现幻觉和妄想，往往以妄想多见，故又称"妄想性抑郁症"或"精神病性抑郁"；患者如果表现为精神运动性抑制，达到缄默不语、不食不动程度时，被称为"木僵性抑郁"。这两种抑郁均须住院治疗和护理。

急性抑郁 发病较急，症状往往也较重，应及时作出诊断并积极进行治疗。

慢性抑郁 症状持续存在，无明显间歇期，病程长达两年以上，多见于反复发病和年龄较大的患者。

抑郁症有单极、双极之分，图 1-2 为不同类型的抑郁症。图中直线之上为兴奋躁狂情绪，直线之下为抑郁情绪。图 1-2 中 A 和 B 图形很相似，抑郁之后出现兴奋躁狂情绪，但 B 图中抑郁发作的时期非常明显，躁狂时期很短，症状很轻。A 和 B 通常被称为"双极型障碍"，分别为双极障碍 I 型和 II 型。C 图显示抑郁症已发作过三次，像这样抑郁发作过多次而没有躁狂经历的，叫"单极型抑郁症"或"大抑郁症"。D 图指症状轻但时间长的抑郁状态，通常也被称为"恶劣心境"，以前人们把它看成神经症的一种，也称其为"抑郁性神经症"，然而近些年来，人们将其归于心境障碍。

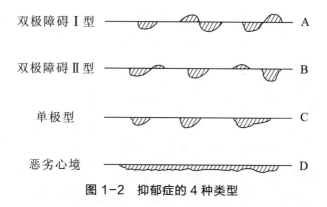

图 1-2　抑郁症的 4 种类型

此外，还有以下几种特殊类型的抑郁症：

假性抑郁症　其主要症状是躯体症状而不是情绪症状，所以患者怀疑自己是身体有病而去其他的科室看病。例如，一些中年女性怀疑自己有更年期障碍而去妇产科检查，或者总感到疲劳，怀疑是糖尿病而去内科检查。近年来，临床医生关于精神病学的知识不断丰富，在其他科室诊断出精神疾病的例子逐渐增加。这种以身体症状为主要表现，易被误诊的抑郁症被称为"假性抑郁症"。

激越性抑郁症　其特点是患者的不安情绪和焦躁感特别强烈，坐立不安，难以忍受，经常会说"我已经不可救药了，怎么办呀"之类的话。这是自杀危险性较高的一类抑郁症。

非定型抑郁症　此类型抑郁症往往伴随过食、睡眠过多等症状。另外，表现过分的疲乏感、压抑情绪可随场合的转变有所改变。一般类型的抗抑郁药对非定型抑郁症无效，而在日本不常用的单胺氧化酶抑制剂却对此症非常有效，所以人们将其命名为"非定型抑郁症"。

躁狂抑郁混合状态　这是一种较少见的类型。患者抑郁程度很严重，症状活动性很高，比如上午抑郁，下午却躁狂；或短时间内躁狂和抑郁反复交替发作。

四、抑郁症的病因

（一）遗传因素

抑郁症发病的原因至今不是很清楚，一般认为，遗传因素在一定程度上起作用。特别是双极型障碍，遗传因素起主要的作用，患者往往在早年发病。单极型虽然也受遗传因素影响，但与生活事件、应激密切相关，发病较晚。这样一来，许多人会问："抑郁症是遗传病吗？"实际上也不尽然。父母亲患抑郁症，后代不一定就患抑郁症。

双极型障碍的终身患病率是 1.2%（美国相关资料统计）。单极型障碍的终身患病率因地区不同而有很大差异，如中国台湾地区为 1.5%，而黎巴嫩的贝鲁特为 19%。一般认为，单极型障碍的终身患病率是双极型障碍的两倍。即使按 1% 计算，比率也是很高的。

性别方面，双极型障碍无性别差异，而单极型障碍的女性患者比男性多。双极型障碍初发年龄为 15~35 岁，比单极型障碍发病早 5~10 年。单极型障碍初发年龄为 30~50 岁。最近有报告显示，单极型障碍发病趋向年轻化，20 多岁逐渐成了发病高峰年龄。

（二）性格因素

抑郁症的另一个原因是性格因素。与精神分裂症相比，抑郁症患者有许多共同的性格特点。以下类型的性格与抑郁症有很密切的关系。

1. 循环性气质

以往将躁狂抑郁症称为"循环病"，循环性气质因此而得名。循环性气质的人有什么特点呢？一方面，性格开朗，善于社交，人际关系圆满；但另一方面，忽冷忽热，情绪容易变化。电视剧或电影中，这种人物常常登场。日本电视剧《寅次郎的故事》中，寅次郎就是这种典型的性格特征。按古代精神病学者的看法，具有循环性气质特点的人，一般以体态肥满者多见。如今看来，这种看法未必正确，但是循环性性格特点的人与双极型障碍有密切关系。

2. 执着性气质

这是日本著名的精神病学者下田光造提出的观点。执着气质类型是日本抑郁症中最多见的类型。这类人的特点是办事认真，有正义感，责任心强，固执己见，几乎没有通融性。下田光造认为，这是典型的公司职员和模范军人的类型。这种类型的人在公司得到充分的信任，对工作从不马虎，这种气质的人除了易得抑郁症外，其他方面都是很好的。只是这种气质的人情绪兴奋后持续时间很长，容易导致疲劳。这种气质与双极型障碍和单极型障碍都有关系。

3.抑郁性气质

这是德国精神病学者提出的观点，其特点与执着性气质类型相似：办事认真，对事物的秩序性过分关注，非常在乎他人的意见或评价，没有自我主见。这种气质与单极型障碍有密切关系。

（三）大脑的生物化学变化因素

近年来，大脑的生物化学变化很受关注。大脑中有无数神经细胞，这些神经细胞通过神经递质来传递信息。神经递质有许多种类，其中，与抑郁症关系密切的中枢神经递质有多巴胺（DA）、去甲肾上腺素（NE）、5-羟色胺（5-HT）、乙酰胆碱（Ach）、γ-氨基丁酸（GABA）和内啡肽等。抑郁症是由这些神经递质的功能变化所引起的。简单地说，抑郁症患者神经递质的机能不太发挥作用了，抗抑郁药正是让这些神经递质正常发挥作用。现在，5-羟色胺再摄取抑制剂（SSRI），如氟西汀、帕罗西汀、氟伏沙明（氟伏草胺）、舍曲林和西酞普兰等在美国非常流行。

五、容易诱发抑郁症的因素

具有循环性气质、执着性气质和抑郁性气质的人，抑郁症的发病率特别高，尤其是熟悉的生活环境发生了很大变化时，最易诱发抑郁症。抑郁症的诱因有不同性别倾向。

（一）男性发病诱因

男性发病的主要诱因有：职务变换，工作调动，职称晋升，离职退休等工作方面的变化。

1.升迁抑郁症

有一些男性，职务提升了，工作内容发生了变化，却常常因为无法适应新的岗位而烦恼。如何面对许多下属？如何承担责任重大的工作？……若不能很好地处理诸如此类的问题，就会患上所谓的"升迁抑郁症"。

2.上升停止综合征

一些全心全意专注于工作的公司职员或单位工作人员，人到中年，发现自己不可能再得到晋升，到此为止了，就会突然感到极其空虚，从而患上所谓的"上升停止综合征"。

3.燃尽综合征

还有一类不懈努力者，一生从事某种工作或研究，为之努力奋斗，成果却难以实现，慢慢地体验到了无力感，不知不觉便患上了"燃尽综合征"。

4.退休综合征

到了退休的年龄，一些人会对退休后的生活感到焦虑，退休后不知自己应该干什么，找不到自己应有的位置，便会患上所谓的"退休综合征"。

5."三明治"综合征

某些中层管理人员或职员，被上级领导和下级职员夹在中间，非常烦恼，会患上所谓的"'三明治'综合征"。

6.人员精简抑郁症

人员裁减是社会改革、单位精简整编的结果，是不以自己的意愿为转移的。因为被裁减，失去了赖以生存的职业饭碗，不仅是本人，甚至整个家庭都会受到很大影响。因为被裁减而得抑郁症的病例很多，此种抑郁症患者大多认为自己作为公司职员是一个失败者，因此很少去医院就诊。

（二）女性发病诱因

一般来说，女性抑郁症多与家庭生活有关。家庭生活变化是女性抑郁症的主要诱发因素。结婚诱发的抑郁症非常少见，而生孩子诱发的抑郁症却较为多见。所谓的产后忧郁是指产后3~10天发生的疲劳感、情绪低落等现象。这是由于生育的疲劳和激素的变化引起的暂时现象，算不上抑郁症，一般没必要治疗就可自然恢复。

1.产后抑郁症

产后1~6个月发生的抑郁症叫产后抑郁症。所谓的产后神经症，多数是产后抑郁症。对于此病，医生往往感到很棘手。得了抑郁症，第一项重要措施是好好休息，然而有了小宝宝，作为母亲想充分休息是非常困难的。因为要哺乳，服用抗抑郁药也是个问题。另外，由于得了抑郁症，对各种事物的兴趣和爱心都丧失了，不管以前多么有爱心，一旦得了抑郁症，对自己的小宝宝也很难产生亲密的感情。这样一来，本人就会认为"自己是一个不合格的母亲"，于是便产生自责和负罪感，进一步认为"这样的母亲生出来的孩子是不幸的"。

2.儿童成长相关因素

随着小孩进入幼儿园，不但小孩的生活环境发生了变化，以人际关系为特征的母亲的生活环境也发生了显著变化。用心过度或遇到挫折，都会成为女性患抑郁症的诱因。

3.搬家抑郁症

女性抑郁症常见的诱因是搬家。搬进期望已久的新居，一段时间后女主人突然感到纳闷："这就是我的新家吗？"由于习惯了的生活环境发生了很大的变化，情绪会突然变得抑郁起来。

4.空巢综合征

女性一直为家庭呕心沥血，无私奉献，但由于孩子的长大独立，失去了奉献的对象，就会怀疑自身的存在价值。子女的结婚、就业、离家别居等都是常见的诱因。在小孩上中学后，孩子需要被照顾的事情变得很少，对母亲的依赖越来越少，有少数女性可能因此发病。

5.女强人综合征

一些职场女性，身兼职业人、母亲、妻子等不同角色，对任何一种角色的担任都想完美无缺，拼命努力，结果将自己的能量燃烧殆尽，便会容易患上"女强人综合征"。

（三）男女共同的发病因素

男女共同的发病因素主要是躯体疾病，慢性病是较常见的诱因。另外，不一定必须是癌症这样的重病，患感冒而引起抑郁症的病例也并不少见。一般认为，流感后易患抑郁症。有人认为流感对人的情绪有明显影响；也有人认为，抑郁症状发作时，人的抵抗力下降易患流感。配偶或亲人患病、死亡，或与亲人离别等都可能成为抑郁症的发病诱因。

前面所述诱因是不好的事，但有时好事发生时也可诱发抑郁症。例如，长年为还住房贷款而拼命努力，一旦贷款还完，就像肩上的重担被卸下一样，这种情况时容易患"卸载抑郁症"。

六、抑郁症的症状

事实上，抑郁症并不仅仅涉及我们的情绪，而是一个"全身性"的障碍。它对我们的躯体和我们的心理都具有极大的摧残性。抑郁症主要包括情绪症状、认知症状、动机症状、躯体症状。

（一）情绪症状

情绪症状是抑郁症最显著、最普遍的症状。抑郁症患者的情绪症状主要包括两个方面：抑郁心境和兴趣消失。

1. 抑郁心境

抑郁症患者的生活中大多充满了无助和绝望，如果让抑郁症患者描述他的心情，他往往会说："悲哀、无助、绝望、孤单、不幸、无价值、丢脸、惭愧、羞愧……" 虽然抑郁症患者的基本情绪是抑郁，但他们的心情，或者说他们的抑郁情绪随时间的不同会不同，即使是在一天的时间里也会有所变化。一般来说，抑郁症状在早晨最明显，患者往往觉得几乎没有力量起床，随着时间的推移，情绪会慢慢好转一些，晚上的心情相对最好。

2. 兴趣丧失

和抑郁心境一样，抑郁症患者普遍的另一个情绪症状是兴趣消失。抑郁症患者往往体会不到生活的乐趣，过去感兴趣的事物、喜欢参加的活动，现在一点儿也不能引起他们的兴趣。兴趣的丧失往往是从某一些活动开始的，比如工作。随着抑郁症状的发展，患者几乎对所有东西都会慢慢失去兴趣。喜欢下棋的人，棋盘上慢慢积起了灰尘；喜欢打球的人，球场上再也见不到他的身影；喜欢参加聚会的人，聚会上再也听不到他的声音。最后甚至是基本的生物本能，如食和性也不能引起他们的任何激情。

（二）认知症状

认知症状是抑郁症的另一个主要症状。主要体现为无端地自责，夸大自己的缺点，缩小自己的优点，表现为一种认知上的不合逻辑性和不切实际性。抑郁症患者对自己的评价总是消极的。这种消极的思维，使他眼中的自己和未来都蒙上了一层厚厚的灰色。他常常坚信自己是一个失败者，并且失败的原因全在于他自己。他坚信自己低人一等、不够聪明、不够称职、不够好看、不够有钱，总之干什么都不会成功，都没有希望。抑郁症患者的这些观点常常是扭曲的，与现实不相符的。一旦有挫折发生，抑郁症患者就会把全部责任归咎于他们自己。某些极度抑郁的患者，甚至相信他们应该为世上的不公正和不平等现象负责，他们应该因自己的"罪恶"而受到惩罚。

（三）动机症状

抑郁症患者的动机症状体现为做任何事情都缺乏动力。不同的人有不同的动机水平。大多数人都能够做到早晨按时起床，按时去工作或上学，能够积极寻找各种方法来使我们自己及他人快乐。但是，对抑郁症患者而言，不要说积极寻找各种方法使自己快乐，哪怕他们开始做任何一件普通的事情都是一件极其困难的事，须做巨大的自我斗争。严重的抑郁症患者，每天会披头散发躺在床上一动不动，终日茶饭不思，紧锁眉头，寡言少语，甚至以泪洗面。即使他们被动有所行动，动作也明显缓慢。

（四）躯体症状

隐藏得最深的是抑郁症的躯体症状。随着抑郁症状的发展，一切生物的、心理的快感都消失殆尽。抑郁症患者的胃口常常不佳，即使是平时爱吃的佳肴、爱喝的美酒也勾不起他的食欲，一般会变得消瘦。同时，睡眠也会出现各种问题，晚上难入睡，早上又早早醒了，即使睡着了，睡眠质量也很差。胃口不佳，睡眠不好，慢慢地患者就会变得虚弱、疲劳。抑郁症患者的性生活也会受到影响，男性的勃起障碍和女性的性冷淡都是常见的现象。各种躯体症状的出现往往会削弱患者对躯体疾病的抵抗力，所以患者又增加了一条焦虑和抑郁的理由，那就是自己的健康。在这里，我们对抑郁症的分类进行归纳（表1-1）。

表 1-1 抑郁症的主要分类

观点	分类
按病因分类	原发性 / 继发性，内源性 / 反应性
按症状分类	精神病性 / 神经症性
按病程分类	单极 / 双极
按家族史分类	纯粹抑郁 / 抑郁谱系
按年龄分类	儿童期 / 更年期 / 老年期

如何区别正常的情绪低落和抑郁症呢？抑郁时的心境与人们所熟知的悲伤相似，但较持久。患者情绪低落，整日忧心忡忡，愁眉不展，唉声叹气。重则忧郁沮丧，悲观绝望，自我评价甚低，以致兴趣漠然，常感到度日如年、生不如死。他们越是自责，就越会产生消极的想法，在他们眼里世界就是一片灰色。具体说来，抑郁症症状与正常的情绪低落的区别在于：①抑郁症在程度和性质上超越了正常变异的界限，常有强烈的自杀意向；②抑郁症可具有自主神经或躯体性伴随症状，如早醒、便秘、厌食、消瘦、性机能减退、精神萎靡等。此外，抑郁症往往还伴有精神病症状或神经症的表现。

七、抑郁症的主要危害

（一）抑郁症会导致自杀

根据美国相关数据统计，临床抑郁症患者的自杀率为 10%。目前，中国在这方面没有确切的统计数字。我们关心的并不是这个确切的数字，而是这样一个结论：抑郁症患者的自杀率是相当高的。专家预测，到 2025 年，抑郁症将成为仅次于癌症的人类第二杀手，由于女性患者特别多，世界卫生组织已将它列为女性健康的头号威胁。

（二）抑郁症给患者带来了无限的痛苦

抑郁症患者终日生活在灰色的世界里，生活没有乐趣，学习和工作效率极低。同时，他们还忍受失眠、焦虑和虚弱等躯体症状的折磨。性欲往往过早消失，性格转为内向，只关注自己的症状。日常节奏会出现紊乱，食欲、活动能力及睡眠都会变化，睡眠往往受到干扰，精力难以恢复。抑郁的感觉在一天的不同时间段内有所不同，如果抑郁的原因是与白天的问题密切相关，则情绪会在晚上越来越严重，导致无法安眠。在夜深人静时，情绪会受各种苦恼的折磨，所有的问题都涌现在脑海里，翻来覆去，无法安眠。

（三）抑郁症给患者的亲人和朋友带来很多不幸

抑郁症患者会影响周围人的生活质量。与抑郁症患者在一起生活是很痛苦的事。抑郁的母亲对孩子的成长是极为不利的，而孩子的抑郁也会给父母带来抑郁情绪。如果夫妻双方中有一位抑郁了，那么另一位也会过得比较辛苦。从上述的抑郁情绪的影响可知，抑郁症患者对其亲人和朋友的生活质量的影响是极大的。

八、抑郁症的诊断

抑郁症是一种患者自我感觉非常痛苦的常见病，但是却常难以被患者的家属、朋友和同事们理解。抑郁症的诊断目前尚无客观的实验室证据，而是主要根据患者的病史和临床表现进行诊断。

抑郁症状的主要特征是情绪（心境）低落，往往还可以出现许多伴随症状，常见的有：①对日常活动丧失兴趣，无愉快感；②精力明显减退，无原因的持续疲乏感；③精神运动性迟滞或激越；④自我评价过低，或自责，或有内疚感，可达妄想程度；⑤联想困难，或自觉思考能力显著下降；⑥反复出现想死的念头，或有自杀行为；⑦失眠或早醒，或睡眠过多；⑧食欲不振，或体重明显减轻；⑨性欲明显减退。如果一个人出现情绪低落的同时伴有上述症状中的 4 项，就可以确定患者存在抑郁症状了。

有了抑郁症状并不能诊断为抑郁症，因为正常人遇到不愉快的事时也会感到忧郁悲伤，15%~30% 的成年人一生中某一时期曾出现过抑郁症状，但不一定都是病态。一般来说，只有程度严重，旷日持久，影响日常社会生活功能或生理功能时才算病态。这就是诊断抑郁症必须具备的时间标准和严重程度标准，即抑郁症状持续至少 2 周，以及由此造成患者社会功能受损，或者给患者造成痛苦或不良后果。最后，诊断抑郁症时还要排除许多其他疾病。这是由于迄今为止，还没有一项可靠的实验指标可用于抑郁症的临床诊断，而抑郁症状却可见于许多疾病，如脑器质性精神障碍、躯体疾病所致精神障碍、精神活性物质与非依赖性物质所致精神障碍，以及精神分裂症等。因此，在最后作出抑郁症的诊断之前，必须排除上述疾病。这往往要通过了解患者的全部病史，给患者进行全面的体格检查、有关的心理测评、必要的实验室检查（如血生化检查、心电图、B超、神经电生理、神经影像学等）才能完成。

由此可见，临床上并不是简单地根据抑郁情绪、抑郁心境，或者是心里不高兴来诊断抑郁症的，而是要全面、系统、综合地分析患者的情况后方可诊断抑郁症。中华医学会精神科学会为抑郁症制订了专门的诊断标准，摘要如下。

抑郁开始发作，患者心境低落，与所处的境遇不相称，可以从闷闷不乐到悲痛欲绝，甚至发生木僵状态。某些病例中焦虑与运动性激越比抑郁更为显著。

1. 症状标准

以心境低落为主要特征且持续至少2周，在此期间至少有下述症状中的4项：

（1）对日常活动丧失兴趣，无愉快感；

（2）精力明显减退，无原因的持续疲乏感；

（3）精神运动性迟滞或激越；

（4）自我评价过低，或者自责，或有内疚感，可达妄想程度；

（5）联想困难，或自觉思考能力显著下降；

（6）反复出现想死的念头，或有自杀行为；

（7）失眠或早醒，或者睡眠过多；

（8）食欲不振，或体重明显减轻；

（9）性欲明显减退。

2. 严重程度标准

精神障碍至少造成下述情况之一：

（1）社会功能受损；

（2）给本人造成痛苦或不良后果。

3. 排除标准

（1）不符合脑器质性精神障碍、躯体疾病与精神活性物质和非依赖性物质所致精神障碍；

（2）不符合精神分裂症的诊断标准。

九、抑郁症的治疗

（一）躯体疗法

1. 药物治疗

抑郁症是精神科疾病中药物治疗最有效的疾病之一。抑郁症的治疗方法中最重要的也就是药物治疗（详见第七章）。

2. 电休克治疗

电休克治疗原理是：在低电压、低电流的作用下，患者出现短暂的抽搐发作，从而使大脑内多巴胺、去甲肾上腺素突触后神经元的敏感性增高，抑郁症状由此得到改善。目前在临床上真正使用电休克治疗的并不多，一般而言，只有在万不得已的情况下才使用这种方法。比如，抑郁症患者症状非常严重，自杀意念非常强烈，防护手段少之又少，在征得家属同意之下，电休克治疗才能进行。该治疗疗效明确，而且控制症状比较快，特别对严重的抑郁，如表现木僵、拒食、自杀的患者尤为有效。具体方法是在患者头部两侧安置电极，通以100伏左右的电流，致使患者全身抽搐。1~2天一次，10次为一个疗程。此疗法因为适应基准不明确受到一些人的批判，无药物疗法使用广泛。通电流导致患者全身抽搐时，患者往往意识丧失，对治疗的过程不能记忆，然而与药物疗法相比，它具有见效快、无副作用等优点。现在采用麻醉药和肌肉松弛药的无抽搐电休克治疗改变了原有电休克的不足之处，能消除患者和家属的焦虑和恐惧心理，避免了电休克治疗过程中可能发生的一些意外，扩大了治疗范围，特别适用于老年患者和伴有不是十分严重的躯体疾病的抑郁症患者。该项治疗挽救了许多患者的生命。

3. 睡眠剥夺疗法

睡眠剥夺疗法应用较少，对某些抑郁症有效。具体方法是，在患者睡眠的后半夜或夜间1点将其唤醒不让其睡觉。在德国的某个精神病院很流行，半夜1点把患者叫醒，在湖边散步，打扑克牌，喝咖啡，聊天直到天亮。

（二）精神疗法

关于抑郁症的心理治疗，以往采用精神分析的方法。实际上，精神分析对抑郁症没有什么疗效。一般认为，抑郁症的心理治疗是很困难的。1980年左右，美国精神科医生 AT Beck 以抑郁症为重点，研发出一种新的认知行为疗法，即纠正患者歪曲了的、悲观的、否定的认知方式，设定有目标的行动，帮助患者恢复。

临床发现，抑郁症患者除了情绪低落外，还常常伴有认知方面的错误，主要体现在无望和无助两种症状上。首先是感到无望，在患者看来，现实世界对自己而言已经失去希望，没有希望就意味着绝望。其次是无助感，患者不是认为自己被抛弃或者被遗忘，就是感到任何外来的救助都是于事无补的，任何人都不能帮助自己摆脱困境。正是存在这样的想法，患者最终常常会走上自杀之路。认知心理治疗的根本目的就是通过一定的技巧，帮助患者转变上述错误的认知，重建认知结构，从而在理智的基础上重新审视自己的行为方式，找回自我。运用药物和心理治疗相结合的方式治疗抑郁症，效果比单用一种治疗方式要好，对巩固疗效，防止复发，具有非常重要的临床意义。

另外，美国还研究出一种人际关系疗法，主要针对人际关系障碍的抑郁症患者，采取具体的手段或方法，帮助患者在短期内改善生活状况。以上两种方法在日本很少被应用。

起源于日本，治疗神经症的森田疗法对治疗抑郁症有较好的疗效。本书第二章将详细介绍森田疗法。

日本精神病专业的医生经常对患者进行有关抑郁症的心理学宣传教育。将抑郁症患者组成小组，对其进行6~12次专题报告形式的教育，主要内容为抑郁症的特征、药物、疗养的方法、入院和外宿的注意事项，以及恢复工作的要领等。

组织抑郁症患者开展有关自助组织活动。这种组织十几年前发起，由已恢复健康的抑郁症患者运营。这些已康复者每月相聚一次，相互交流如何从抑郁症中走出来，如何重新适应工作环境，如何面对未来等经验体会。

（三）小精神疗法（患病早期的应对原则）

日本的医生对早期抑郁症患者实施由笠原嘉氏提倡的"小精神疗法"。这种简单易行的疗法，对患者的治疗、症状的改善有明显的帮助作用。此疗法不仅对患者有效，对患者家属也是非常有用的，其主要内容主要包括以下 7 个方面。

1.明确指出病情

首先，非常重要的是，明确告诉患者关于抑郁症的病情。许多患者尚未了解抑郁症时，总认为自己精神力量弱，身体状态不好，实际上抑郁症和精神力量的强弱无关。我们经常对刚入院的患者作此解释，并举胃溃疡的例子："本质上，抑郁症和胃溃疡一样，是躯体患病了，光靠自己鼓劲是无用的。"患者听了则会松一口气，这对患者安心配合治疗非常有帮助。

2.尽快进入休养状态

在抑郁症的早期治疗中，静心休养是不可缺少的，充分休养是身心所必需的。应劝告患者远离工作和家务事，并尽力创造有利于休养的环境。实际上，生活中常常是身体在休息，而心情很难平静下来。例如，患抑郁症的家庭主妇，虽然躺在床上休息，但看到家里乱七八糟的，或看到丈夫在干家务活，其情绪很难得到休整。所以，要得到彻底的休养，最好住院治疗。有一些患者在家休息时，常常担心邻居会怀疑自己是不是失业了，虽然医生开了病假条，可休息几天就又去上班了。只有当医生劝其住院时，患者才会想："好吧，只好这样了，实在是没有办法。"只有带着这种心情，彻底休息时，患者才是真正做到了恢复的第一步。

3.明确说明预期治愈的时间

向患者说明，希望得到 80%~90% 的恢复，短则 3 个月，长则 6 个月，确切的时间因人而异。

4.让患者发誓在治疗期间"决不自杀"

你可能会认为这个问题是枉费心机。实际上，一些患者在自杀前，突然因为想起谁的面容，于是自杀行动就停止了，这样的例子很多见。曾经有位患者说，"就在跳向飞奔的火车前，突然想起妻子的面容，于是停住了"。所以，有了这样的约定，当患者想自杀时，突然想起和医生的约定了，可能会帮助他停止自杀的行动。

5. 人生重大问题延期决定

有些患者考虑"自己给单位添了不少麻烦，应该辞职""自己这个样子，不应该继续在单位待下去了"；有的人从另外一方面考虑，"今年我的职称提不上了"，或"我当处长泡汤了"……诸如此类的重大问题，应该等身心健康恢复后再考虑。身体不好，其他任何东西都是空谈。

6. 预先告知患者，治疗过程中症状会时轻时重

抑郁症患者在过了最严重的极期之后，就进入了恢复期，在此期间，患者的症状常时好时坏，时轻时重，我们把这一特点称为"三寒四温"。然而，不知道这种特点的患者常常是症状稍微好一些，就想"我的病慢慢就好起来了"，可是次日又恶化了，便立即又绝望了，会产生"看样子是治不好了"的心理。与极期相比，恢复期患者蓄积了一些能量，有了行动的气力，但是需注意的是，自杀往往也发生在此期。所以，一定要向患者反复强调"三寒四温"是恢复期的特点。

7. 预先指出服药的重要性和副作用

药物治疗是抑郁症治疗的主要方法，而且常常有副作用。副作用往往是刚开始就出现，但慢慢就自然减轻了。极严重的副作用是很少见的。最新的一些抗抑郁药副作用已越来越少了。

以上简单扼要地介绍了抑郁症的主要治疗方法，其中药物治疗和"小精神疗法"是最基本的疗法。治疗从基本疗法着手是非常必要的，但许多医生发现有一部分患者单靠基本治疗是无效的，所以笔者根据多年经验，深感引入森田疗法来治疗抑郁症是非常必要的。

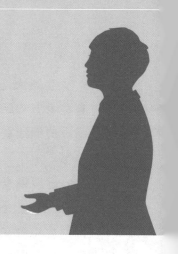

第二章
森田疗法的观点

森田疗法是由日本精神科医生森田正马开创的治疗神经症的独特疗法，其出发点是治疗神经症而不是治疗抑郁症，但却对抑郁症产生了很好的疗效。这种独特的疗法是如何诞生的？为了了解这一点，我们有必要介绍一下森田正马的生平经历。

一、森田正马的青少年时代

（一）为神经症所困扰的岁月

森田正马 1874 年 1 月 18 日出生于日本高知县香美郡富家村（现野市町），1938 年逝世，终年 64 岁，与精神分析的创造者弗洛伊德基本上是同时代人。

森田兄弟四人，他是长子。父亲是农民兼小学教师，也是当地的名人。到了学龄期，他便到父亲所在的小学读书。父亲对子女要求很严格，尤其对长子森田正马寄予了很大的期望，望子成龙心切。从很小起父亲就教他写字、读书，5 岁就送他上小学，一放学回家，父亲便叫他读古文和史书。10 岁时，晚间如背不完书，父亲便不让他睡觉。学校本来功课就很多，学习已经够紧张了，回家后父亲又强迫他背这记那，这使森田正马渐渐厌倦了学习。他经常又哭又闹，不愿去上学，用现在的话说，就是"学校恐怖"，同时，森田正马还经常尿床。

森田正马 9 岁时，在净土真宗寺里看到彩色地狱壁画之后，立即感到毛骨悚然。他从地狱图中看到人死后下地狱的惨状，有的上刀山，有的下火坑，有的掉进血池等。这些可怕的场面在森田正马幼小的心灵上留下了深深的烙印，一直在他脑海里盘旋，导致他经常做噩梦。上中学后，森田正马常常考虑死的问题，对有关死的哲学、宗教非常感兴趣，这也许是他之后研究神经症的原因之一。

15岁时，他自认为有心脏病而住院治疗，这就是今天所谓的"心脏神经症"。

十几岁的森田正马虽说是上进心强的孩子，但也不是对父母言听计从的乖孩子。他经常和父亲对抗，多次离家出走，令父母头痛。

20岁时，森田正马患了肠伤寒，其后又患上了惊恐发作综合征。惊恐发作时，就像马上要死了一样，出现心动过速、手脚发抖、出冷汗、呼吸困难、头晕等许多自主神经失调症状，一次发作持续几分钟或十几分钟后才能缓解。由于反复发作，他总是为不定时的发病而担忧。在20~25岁时，这种状态严重影响了森田正马的日常生活，他为此非常烦恼。

（二）克服神经症

24岁时，森田正马进入日本帝国医科大学学习，此时正是他惊恐发作最严重的时期（这一时期的经历成为后来森田理论中关于"死的恐怖"一说的来源），而且又被诊断为神经衰弱和维生素B_1缺乏症(俗称"脚气")，需要长期服药治疗。就在这时，父母因农忙，两个月都忘记给森田正马寄生活费，森田正马误以为父母不支持他上学，感到很气愤，于是便停止了服药，甚至产生要当着父母的面自杀的念头。此后，他转而暗下决心，豁出去拼命地学习，要干出个样子来让家里人看看。在这时期什么药也不吃了，放弃一切治疗，不顾一切地拼命学习，考完试后，竟取得了意想不到的好成绩。不知什么时候，脚气和神经衰弱等症状不知不觉消失了，神经症就这样被治好了。

（三）涉足精神医学领域
1. 以精神疗法为研究方向

1902年，森田正马从东京帝国医科大学毕业。翌年，到吴三秀教授的门下巢鸭医院（现在的都立松泽医院）工作。当时，西方医学特别是大脑病理的研究非常流行，森田正马先生对精神疗法也特别感兴趣，因此，他常去文学部听心理学课，由此对催眠疗法产生了浓厚兴趣并致力于催眠疗法的研究。最初他曾专门治疗"祈祷性精神病"，这是一种与宗教相关的歇斯底里性的精神病。1920 年左右，他得出了催眠疗法本质上对这类疾病无治疗作用的结论，并对这一研究丧失了兴趣，治疗对象也从歇斯底里的精神病患者转到神经衰弱患者。当时神经衰弱在城市的知识分子中广为流行，按现在的观点来看，大多是神经症。当时，神经衰弱就如其名一样，被认为是脑神经疲劳性衰弱，与其说是心理的，不如说是生理性的疾病。

2. 神经衰弱尝试治疗的失败

当时，欧美在研究神经衰弱的治疗，森田正马也开始尝试欧美的疗法。例如，使用安静疗法，当患者感觉累的时候，就让他彻底放松地躺下。这种方法确实有一定的效果，森田正马从中学到了不少经验。另外，他利用瑞典精神学家的生活正规疗法，让患者进行有规律性的生活，吃营养丰富的食物，但由于操作过分机械，没有取得良好的效果。他还试用过法国人的说理疗法，即针对患者不安焦虑的症状进行一种说理治疗。森田正马发现，尽管他反复从理论上强调，但是很难改变患者的行动，这也是一种不完备的方法。森田正马先生尝试了以上各种方法，都不满意，便准备另辟蹊径。

3. 森田疗法的创立

采用欧美各种疗法失败后，森田正马先生把患者带到自己家里，让他们过非常普通的生活，由此意外地发现患者的症状减轻了。就这样，他将所尝试的各种疗法进行组合，创造了自己独特的疗法，即原始的森田疗法。后来，森田正马先生的儿子去世，这使他非常悲哀，这种经历使他产生了一种新的人生观。

在森田正马先生创造这种独特疗法的这一时期，日本精神医学的主流是被政府主办的日本国立大学的学者们支配着的，那些人大多数对私立的慈惠会医科大学精神科的森田正马教授不屑一顾。然而，九州帝国大学精神科的下田教授对森田教授的疗法评价很高，并将其引入九州帝国大学，在下田教授的影响下，森田疗法慢慢为世人所知。晚年，森田正马先生竭尽全力地推广他的心理疗法。

以上简单扼要地介绍了森田正马先生的奋斗生涯，意在强调两点：一是森田正马先生自己受神经症的折磨，在身处绝境时因放弃传统治疗而克服了神经症；二是森田正马先生尝试了许多欧美的精神疗法，发现无效后创立了自己独特的疗法——森田疗法。

二、什么是森田疗法？

（一）以各种神经症为对象

森田疗法是针对神经症的精神疗法，主要适用于强迫性障碍、社交恐怖、广场恐怖、惊恐发作的治疗，另外对广泛性焦虑、疑病等较广范围的神经症也有疗效。

森田疗法主要着眼于各种神经症患者共有的性格特点，即神经质性格，其特点可以概括为：内向、内省、理智、敏感、爱担心等弱力性，以及追求完善、理想主义、好强、上进、不安于现状、执着、固执、具有坚持性等强力性。由于强力性和弱力性共存，所以其内心容易产生冲突。当然，现实中并不是每一例神经症患者都属于这种类型，但这是神经症患者具有的典型性格特点。

（二）两种"被束缚的机制"

森田正马先生认为，神经症患者在上述性格的基础上，通过一定的心理学机制而发病，这种心理学机制就是"被束缚机制"。"被束缚机制"包括两方面内容：一是"注意和感觉的恶性循环"，二是"思想的矛盾"。

在此举例说明"注意和感觉的恶性循环"。当我们喝醉了酒或失眠导致疲劳时会产生暂时性的心动过速，普通人经历后等身体恢复活力后就没事了，但神经质性格的人就会怀疑自己的心脏是不是有病，于是，注意力向心脏集中。注意力一旦集中，心脏部位的感觉就越敏感，支配心脏部位的交感神经系统也就越紧张，人的意识范围越狭窄，心脏跳动得越快，心动过速发作的频率越高。当症状发生后，患者常封闭在主观世界中，并为之苦恼。在这种状态下，患者容易产生预期焦虑或恐怖，由于自我暗示，注意力便会越来越集中。这就是所谓的"注意和感觉的恶性循环"，又被称为"精神交互作用"。

另一个被束缚的机制是"思想的矛盾"，主要指神经质的人希望通过理智去解决自己的不良感情。比如说，当他感到焦虑、紧张、恐怖和羞耻时，认为"不应该那样""应该这样"，希望通过理性消除不愉快的感情。这是一种理想主义和完美主义思想的表现。实际上，不愉快的感情和愉快的感情都是自然的感情，不是靠理性能控制得了的。这种感情本来能自然消失，如果从理性上越想控制它，内心对它的意识越强，就越难消失。例如，在众人面前出现了失败，或被许多目光盯着的时候，因紧张、羞耻而脸面发红，这是自然的感情表现和正常的生理反应。神经质的人却认为，自己不应该在人面前紧张、羞耻和脸红，这太不体面了。于是，拼命努力地想消除这些反应，整天在意自己的症状，脸红就会变得更严重。这就是"思想的矛盾"。

关于神经症的患病机制，1960年以前，精神分析理论一直占主导地位，认为儿童期的心理纠葛是主要原因。可是，后来发现神经症在相当程度上受遗传的影响，而且神经症患者发病时，大脑神经递质发生变化，会失去平衡。现在，人们也将神经症称为"不安障碍"，森田疗法有关神经症在神经质性格的基础上通过心理机制发病的理论也再次受到了重视。

（三）森田疗法的观点

森田疗法的治疗是基于这样一种观点的：神经症患者有一种共同的心理——"死的恐怖"，即对死亡的恐怖和不安，这是森田正马先生通过自身痛苦的经历得出的结论。在人生有限的生涯中，谁都必须直面死亡，因此，死亡恐怖是谁都无法避免的，但也应该看到，对死亡恐怖的同时，人们也抱有想更好地生存下去的"生的欲望"。例如，对疾病的恐怖可以认为是想健康地活着，如果失去了想健康地活着的欲望，也就不怕得病了，越想健康长寿，对疾病、死亡的恐惧也就越强烈。

森田疗法的一个重要观点就是"生的欲望"和"死的恐怖"。"生的欲望"和"死的恐怖"是表里一体的，就像一枚硬币的正反两面。

苦恼和欲望是同根同源的，这种观点和佛教是一致的。但是，佛教是要求人们斩断烦恼达到开悟，而森田疗法要求人们把烦恼当作人的一种自然的感情，顺其自然地接受它。神经症患者把本是人的自然感情的"死的恐怖"当作异物拼命地想排除它，反而导致内心世界的剧烈冲突。森田疗法让人们顺其自然地接受它，从被束缚的机制中解脱出来，从而充分发挥正面的"生的欲望"。

（四）治疗的根本（笔者施旺红总结）

关于森田疗法治疗的根本，可概括地分成两部分加以说明。

首先是"あるがまま"（以前的中文资料将其翻译成"顺其自然"）。首先得承认，"顺其自然"非常精辟地概括了"あるがまま"的内涵。许多患者经常问我自己是不是"顺其自然"了，显然他们过度拘泥于森田疗法的理论了。我经常会不由自主地考虑，"顺其自然"这一翻译是否过于哲学化而难于理解了。实际上，"あるがまま"的意义非常简单，"ある"是指各种症状，"がまま"的意思是"原封不动，保持原样"。例如，当我们吃苹果不削皮时，可以说，"苹果皮がまま"。冈本常男没有食欲，不想吃饭，当他读了森田疗法的书，明白了其中的道理后，尽管没有食欲，到了吃饭的时候，还是硬着头皮吃下去，这就是"あるがまま"，没有食欲就随它没有食欲，该吃饭时还得吃。

森田疗法实际上是让患者改变自己对症状的态度。神经症患者拼命地与症状作斗争，想排除它，却助长了症状的发展。森田疗法让患者放弃斗争，不搭理它，养成能与之共存的态度。例如，对于惊恐发作的患者，一旦症状发作，慌慌张张赶去医院急诊，打了针之后，把症状控制了，回去后又发作，反反复复，痛苦不堪。森田疗法要求患者发作时不要慌慌张张赶去医院急诊，而是躺着不动，静静地体验观察整个发作的过程。不管症状多么严重，随着时间的推移，它会自然减轻，短则几分钟，长则十几分钟。实际上，"顺其自然"不是被动地放弃、忍受，而是主动地沉着应对，是具有积极意义的。

其次，要发挥"生的欲望"，进行有建设性的行动。"死的恐怖"背面存在着"生的欲望"，森田疗法的理论要求患者在原封不动地接受症状的基础上，发挥自己的长处。这不是简单地要求症状不发作就满足了，而是尽量发掘自己的潜在力量，更好地去生活。因此，森田疗法的最终目标是促人成长。

（五）入院森田疗法

森田疗法理论中，非常重要的一个内容就是让患者通过体验感受自身焦虑不安的深处存在着向上发展的强烈欲望，带着不安的情绪积极地去参加各种有意义的活动。这些道理仅从理论层面去理解是不够的，因此，为了帮助患者，森田正马先生把自己的家对患者开放，让患者在家庭环境中接受住院治疗。现在，一些大学和医院有专门的森田疗法病房收治患者，虽然条件稍有差别，但基本形式是一致的。

入院治疗的患者一般症状较重，日常生活有明显障碍。例如，惊恐发作的患者不能外出乘车，对人恐怖的患者难以在人群中生存，强迫性障碍的患者一日数小时反复确认某件事等。另外，当在门诊接受治疗的患者很难开始行动时，让其入院治疗便可以提高疗效。最近，药物疗法非常盛行，其中一些靠药物很难维持疗效的患者也可入院接受治疗。

1. 医 生

以前，从事森田疗法的主要是精神科医生，最近从事森田疗法的临床心理医师逐渐增加了。从中村敬自身来讲，他20多岁开始使用森田疗法，40多岁时感觉运用自如，能非常轻松地与患者达到共情。

患者心灵深处的烦恼焦虑有一定程度的差异，因此，医生要时刻注意重视患者的个性，与其共感；反过来说，要使患者感到自己与医生的关系就像年轻的晚辈与经验丰富的长辈一样。医生尝试做到上述这些，便有利于与患者沟通，容易得到其认同。

2. 四期的入院治疗

入院森田疗法在形式上分为四期：

第一，绝对卧床期，大约持续1周左右。患者进入一个封闭的单人病室，除进食、洗漱、排便之外，安静地躺着，禁止会客、读书、谈话、抽烟等活动。患者卧床期间会经历"安静—无聊—烦躁不安—解脱—强烈地想起床干事"的心理过程。一般情况下，最初情绪可暂时安定，随着绝对卧床时间的拉长，会出现各种想法，产生静卧难以忍受的状态。继而患者还会出现一种无聊的感觉，产生一种总想起来干点什么的愿望，这就是无聊期。静卧期间，当痛苦达到极点时，在极短暂的时间内，痛苦会迅速消失，精神立即感到爽快起来，这就是森田正马先生所说的"烦闷即解脱"。这是一种情感自然变化的结果。这种变化有助于患者认识到情感是不能由意志去排除的。患者想起床做些事情，说明精力从内部开始朝向外部世界发散，此时是患者病情好转的开端。绝对卧床的目的是消除心身疲劳，养成对焦虑、烦恼等症状的容忍和接受态度，从而激发"生的欲望"。

第二，轻作业期，持续 3~7 天。此阶段仍禁止交际、谈话、外出，卧床时间每天限制在 7~8 小时。白天到户外接触新鲜空气和阳光，晚上写日记，晨起及入睡前朗读《古事记》等读物。患者从无聊到自发地想活动、想做事情，故而可以逐渐减少对患者的工作限制，允许劳作。此时，患者从无聊中解放出来，症状消失，体验到劳作的愉快，并越来越渴望参加较重的劳动，这时很重要的事情是患者与医生的日记交流。日记内容以当天的活动为重点，记录自己的想法和感受，主管医生指导并批改患者日记。日记指导持续到出院为止。

第三，一般作业期，又称重作业期，持续 1~2 个月或更长时间。与轻作业期不同的是，这一时期，医生对患者的活动没有限制。患者转入开放病房，参加森田小组活动，劳动强度、作业量均有所增加。患者每天参加劳动，如打扫卫生、浇花、手工操作和文体活动等。通过努力工作，患者体验到完成工作后的喜悦，培养忍耐力，学会对症状置之不理，进一步将精力转向外部世界，在强化外在行为的同时理解人类心理的自然状态。此期的关键是让患者通过行动，体验带着症状参与现实生活的可能性和成功感，学会接受症状，并逐渐养成按目的去行动的习惯。有些患者选择一些自己拿手的事做，对困难的、不喜欢的事懒得去做，此时，就要引导患者要试着去做不同的事，养成一种随机应变的生活态度。

第四，生活准备期，持续 1 周至 1 个月。此阶段患者可经常外出并外宿，以适应外界的生活，为回到现实生活做准备。个别患者开始上学或上班。医生每周与患者谈话 1~2 次，并继续批阅日记，给予评语。出院后为巩固疗效，患者应定期回医院参加集体心理治疗，继续康复。

四期的入院治疗平均需要 3 个月的时间。笔者中村敬现在工作的东京慈惠会医科大学第三医院设置了专门森田疗法病房，设置了为数不多的 20 张床位，主要是为了营造家庭氛围。在这里治疗，日本国民健康保险有效，个人只负担 30% 的费用。

（六）森田疗法的门诊治疗

1. 从询问开始

症状轻的患者，自己阅读森田疗法的书，听森田疗法的音频，就可能从中受益，症状减轻或恢复。但是，许多情况下，患者在思想上能理解森田疗法的理论，可是行动上却难以有效实施。

日常生活无较大障碍、能独立生活的患者，医生主要对其进行门诊治疗。与入院治疗的相同之处是，门诊治疗时也经常使用日记疗法。门诊治疗没有标准的规范，基本方法是通过语言交流，治疗过程因医生而异，各有特点。

笔者中村敬采用的门诊治疗方法是：利用日记疗法，以患者每日生活内容为基础，反复询问、强调，使患者积极面对现实生活，从而达到行动本位的目的。

例如，刚开始时，询问患者："你想治疗什么？"进一步询问："你想如何治疗？""治好后想变成什么样的人？"一般说来，患者对最初的问题回答是"想消除症状"。然而，进一步地追问"治好后想干什么"或"变成什么样的人"，能启发患者把自己的注意焦点指向内心深处的生的欲望。在询问的同时注意倾听患者的痛苦，在适当的时机向其说明欲望与不安焦虑是同一事物的两面，这是一个不可分离的事实。

再如，对人恐怖者常常为在人面前紧张而烦恼。症状的深处是希望给别人好感，得到别人的认同和赞许的需求。正因为患者希望给别人好感，所以担心会给别人留下坏印象，为此感到紧张不安。通过这样的分析，医生需告诉患者在别人面前不安并不是什么坏事，是一种自然的情绪，而在别人面前不紧张反而是不正常的。由此，让患者体会到自己以前的想法有些过分或是多余的。

2. 指出目的的偏差

神经质性格患者有一种特殊的心理特征，即看不见自己本来的目的，而把注意力指向实现目的的条件和手段。例如，失眠恐怖的人，其本来的目的是头脑清醒，工作学习效率高，取得好成绩。患者认为，必须要保持充足的睡眠，不这样就不行，由此便对充足睡眠过度关注，反而睡不着了。

对人恐怖的患者希望给别人好感，所以过分担心是否给别人留下坏印象而紧张不安，不知不觉地把在人面前是否紧张当作最优先的目的考虑，忘了自己本来的目的是什么。患者并没有认识到这种认知的偏差，整天为了在人面前不紧张而努力拼搏，结果是适得其反。

在与别人交流时，患者总是想着"我现在能不能不紧张，沉着地说话"，结果将注意力一味集中于自己的感受，而没有注意倾听别人的话，体会别人的心情，反而让别人感到疲劳，产生反感，给人一种不好的印象。

因此，患者不能简单地把消除症状作为治疗的目标，而应该首先把自己从反复想消除症状的泥潭中解放出来，然后重新调整生活。首先要让患者确认以上的事实，治疗才能继续进行下去。

3. 带着不安去行动

门诊治疗同入院治疗一样，医生要指导患者不要指望也不可能立即消除症状，而是带着它去生活；要引导患者将自己的注意力指向内在的需要，并从不同角度去探索自己的生的欲望。生的欲望不仅仅是不想死，它还有更多的含义，表现在：①不想生病，不想死，想长寿；②想更好地活下去，不想被人轻视，想被人承认；③想有知识，想学习，想成为一个有较大社会价值的人，想幸福；④想向上发展。

经过几次门诊治疗，医生开始督促患者慢慢开始行动。当然，着急是不行的，还要等待时机成熟，必须等患者发现自己内心深处的欲求，自己本来的目的，并准备发挥优势去实现它。

在医生的督促下，患者不知不觉地进入了行动疗法的境地。不洁恐怖的患者开始考虑："尽管脏，我必须得慢慢地适应"；乘车恐怖或外出恐怖的人开始考虑："要生存生活，必须要外出，要乘车"。但作为医生，不要为患者人为设定与症状相关的行动，而应该指导他们不要勉强自己总是把目标指向与症状相关的行动，应在实际生活中根据具体情况而定，比如需要乘车时就去乘车。同时，劝说患者，曾经想要做的，因为症状的缘故放弃或推迟的事，不妨重新去实现它。例如，爱漂亮的女人，因为外出恐怖而放弃购买新衣，始终穿着原来的旧衣服，为了实现漂亮的欲求，劝她去逛商店，买些新衣服打扮一下自己；想看大片的青年，尽管有症状，硬着头皮去电影院试着看场电影等。工作或家务事这些义务劳动要努力地做一些。另外，自由地想象一下"自己想做什么"，并扩展行动范围，充实自己的生活。慢慢地，由于行动的变化，从前那种整天关注症状的生活会在不知不觉中发生变化，生活也会变得快乐起来。

（七）自助团体——生活发现会

除了入院治疗和门诊治疗，还有一种形式——生活发现会。这是神经症患者间在以相互帮助、相互启发为基本特征的基础上开展活动的一种组织。会员是具有神经症性格特征，但能维持正常生活的人。

生活发现会于 1970 年创办，发起时只有 800 人，现已发展到 7000 余人，集体学习点约 150 处。生活发现会集体学习的方法，大致分为地区性集体座谈会和学习会。

1. 集体座谈会

集体座谈会是以区域为中心开设学习森田疗法理论的一种学习方式。会员每月出席一次，抱有同样烦恼的人们在此相聚，相互学习森田疗法。在学习的过程中，前辈会员的支持和鼓励会给新会员带来精神支撑，使其烦恼不断地得到克服。接着恢复了健康的人们又接替前辈的使命，给新的后辈以帮助。

2. 学习会

学习会以系统学习森田疗法理论为目的，每周开展 1 次，每次 2 个小时，3 个月为一个阶段。有时也以 4 天 3 夜集中学习的形式进行。

学习内容主要由以森田正马、高良武久的森田疗法理论为基础的 7 个单元组成，另外加上神经症体验的讲解。

7 个学习单元内容如下：

（1）神经症的本质（为什么会成为神经症患者）

（2）欲望和焦虑

（3）感情与行动的法则

（4）神经质的性格特征

（5）关于"顺应自然"

（6）所谓神经症治愈的实质

（7）行动的原则（积极生活态度的要点）

7 个学习单元都结束后，为了使自我观察能力与日常生活的实践活动结合起来，最后讲解"神经症的概论"。学习会多利用夜间、星期日、节假日等时间开展学习。所有的组织活动主要围绕着保障、维持上述集体学习的正常运行而开展。会员们不仅学习，而且作为实践活动的重要一环，也参加发现会的各种组织工作，这对神经症患者的成长是非常有利的。现在，把学习会作为一种持续不断的学习生涯的会员已占一半。

另外，每月出版一期《生活的发现》杂志，登载患者的体验，作为大家学习参考的材料。

学习会的参加者除了神经症患者外，抑郁症患者也不少，还有不上学、闭门不出的儿童及其家长。

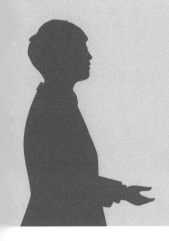

第三章
抑郁症的森田养生法

森田疗法的精髓是"顺其自然，为所当为"。对于抑郁症患者，接受患病的事实是其面临的首要任务，其次应考虑如何治疗和休养。

一、接受患病的事实

生老病死是人类无法避免的，尤其是疾病，无论怎样努力去预防，疾病还是有可能发生。疾病种类很多，包括感冒、胃肠炎到被称为"现代人三大死因"的疾病——癌症、心肌梗死和脑血管病，等等，抑郁症只是诸多疾病中的一种。抑郁症与生理疾病有显著不同，因为其症状不像上述疾病那样容易辨识。患心肌梗死，心电图检查就可以发现其异常，脑梗死或脑出血也可以通过 CT 或磁共振等检查发现，而到目前为止，抑郁症通过上述物理检查很难判断。因此，无论本人还是周围的人都不容易理解这一疾病，这点是患者最难受的。作者曾治疗过这样一位患者，患抑郁症一年多，经住院治疗完全恢复了正常，并重新找到了工作，但不久后听说他又患了大肠癌需要做手术。因为担心他的抑郁症会复发，作者特意去看望过他，说："做这么大手术，您一定受苦了。"而他却说："手术虽然很受罪，但比起患抑郁症时要轻松得多了。"抑郁症是不容易看得见的疾病，常常得不到家属的理解，为此他曾经非常烦恼。抑郁症的痛苦是确确实实存在的，但又常被周围人误解。有时甚至连患者本人也误解自己所患疾病，很多患者认为自己的能力、精力有问题等，所以才会忧郁，无能为力的感觉也会越来越重。因此，抑郁症患者恢复的第一步就是要了解自己所患疾病的性质，患者及家属接受患者患病的事实，然后再采取必要的治疗和休养措施，这是治疗及养生的起点。

二、如何养生？

（一）古代医学史上的养生

有人会感到"养生"一词很陈旧，但是请认真想一下，当我们的身体患病时该怎么办？发烧、身体乏力时，不是去勉强运动，而是应注意放缓节奏，安静休息；由于发热而出汗时，应马上擦干汗，换内衣，适当进补饮食以滋养身体；腹泻时，停止平日的暴饮暴食，每晚摄入少量易消化的食物，并补足水分……几乎所有人在身体患疾病时都很自然地做这些事。这些都是人们从长期实践经验中摸索出来的生活智慧，这些经验性的智慧在古代医学中应用相当普遍。被称为"医学之父"的希腊人希波克拉底，对医学的认识就是基于这样一个观点，他认为"医学是促进人体的疾病自然恢复"的科学。

在日本江户时代，一位叫贝原益轩的医生同希波克拉底一样，也十分重视养生，他写过一本书——《养生训》，指出保持元气是养生之道的根本。保持元气有两个方法：一是除去一切有害于元气的东西，二是养元气。这里所说的"元"与我们现在所说的"元气"不完全相同，它更强调"精气"，是身心之本，生命力之本，这种养生思想可以说与希波克拉底的观点是一致的。贝原益轩指出，在饮食、饮酒、饮茶、通便、入浴……时，每一个细节都应分别加以留意。《养生训》的内容非常具体、详细，至今仍有参考价值，贝原益轩的观点在近代医学以前的阶段是相当被推崇的。

（二）养生渐被忽视

随着近代医学技术的发展，诸多疾病的病因都得到科学的研究，有利于对症治疗，如患了某种感染性疾病，应用针对其病原体的抗生素治疗，这是近代医学的典型治疗模式。现代医学还采用高度技术化的基因治疗及脏器移植，但这些仍不能完全满足治疗的需要。例如，糖尿病的病因是葡萄糖代谢障碍，其发病机制正在被逐步发现，实际治疗中应用降血糖药物和胰岛素治疗，其疗效显著。但是糖尿病也是典型的生活习惯病，因此，为了防止疾病的加重，患者有必要适当调节饮食，加强运动锻炼。轻度的糖尿病可以不用药物，可以通过饮食疗法、运动疗法即养生疗法来治愈，或是预防疾病的发展。因此，糖尿病专科常开设糖尿病专题讲座，让患者了解糖尿病相关知识，以帮助患者自觉地进行饮食调节及运动治疗。笔者的一个大学同学是糖尿病专科医生，也是意大利料理专家，他认为进行饮食疗法不只是单纯限制热量摄入的手段，同时也是为了让患者能体验到品尝饮食的乐趣。这种养生治疗的突出特点是，投入治疗和恢复的主体不是医生而是患者自己。现代医疗中多数是医生通过给患者用药或做手术等方法治疗，这时治疗的实施主体是医生，患者只是医生实施治疗的对象。综上所述，在医学高度发展的今天，必须重新注重以患者为主体的养生治疗法。

（三）抑郁症的自然康复

以抑郁症为首的部分心理疾病有较强的自然恢复力。

精神科医生中井久夫先生对养生这样定义："在有自然恢复力的疾病中，尽可能去除有害要素，从疾病的产生和发展过程本身防止其发生恶性循环，使疾病以最佳形式向健康方向恢复。"这种最佳形式就是自然地不走弯路而恢复的意思。中井久夫先生指出，应使疾病有一个自然恢复的过程。抑郁症本来就是一种可以自然恢复的疾病，在抗抑郁药还没有研发出来以前，人们就认识到随着时间的推移，抑郁症可以自然康复，问题是到完全康复为止需要相当长的时间，在这一段时间里患者将承受较大的痛苦。所以，为使患者更快、更彻底地恢复，需要使用抗抑郁药物治疗。但是，用抗抑郁药也不是马上就能治好，从发病到治愈也需一个过程。因此，接受患抑郁症这一事实，了解其恢复需要一定时间、一定过程，注意在生活中不要陷入恶性循环，发挥身体的自然治愈力才是最关键的。这种自然治愈力虽有个体差异，但它却是抑郁症养生的根本。森田疗法的基本观点就是促进患者的自然治愈力。森田先生经常使用"自然良能"这个词，他说："一切疾病的治疗都是帮助患者发挥和增进其自然良能，促使身体恢复健康，不断增进人体对疾病的抵抗力。森田疗法主要是针对神经症而建立的心理疗法，但其基本治疗思想对抑郁症也完全适用。"

（四）森田养生法

森田养生法，即顺其自然养生法。抑郁症患者若能很自然地接受患病这一事实，那么后续治疗就比较容易了。实际上，许多人不肯接受患病这一事实，因为他们大多数情况下会把由抑郁情绪造成的困境归罪于自己精力不足和能力低下，这种现象也可以视为抑郁症的一个症状，即悲观思维。它很顽固，许多抑郁症患者都说："我知道自己患了抑郁症，不过还是因为我低能才会得抑郁症。"

抑郁症患者患病前大多是很要强的，所以有相当一部分患者都认为治疗抑郁症也须竭尽全力去努力克服这一疾病，还有一些患者考虑到工作因素，要求"无论如何也要在某月某日前治好我的病，因为在那之后有非常重要的工作等着我"，甚至连疾病的恢复都必须按照自己的日程安排进行把控，这样的患者也许只有当因疾病无法动弹时才肯罢休吧。抑郁症的症状有时不易被发现，所以多数患者内心总是不愿接受患病的事实。抑郁症患者多具有"应该怎样""不该怎样"的"理所应该主义"思维模式和处世哲学，他们大多干事心细，工作热心，缺乏灵活性。

不肯接受自己患抑郁症的事实，或表面上接受了，但仍认为必须努力尽快治愈的患者，可以了解一下森田先生的亲身经历。

据森田先生的弟子高良武久先生介绍，森田先生即使由于患病躺在床上，也会根据患病程度做相应的事情。比如稍有一点发热时，他只写点一般的东西，发热稍加剧时，顶多读点书，如果发热再高点的话，只是听别人读书。由此可见，森田先生对疾病的处理方法是根据病情随机应变的。恐怕森田先生本人如果发烧39℃以上时也会停止一切活动而安静休息了。同样，如果抑郁症在最严重的时期，安静休息就是上策，绝不能不管症状轻重像往常一样正常进行工作，根据抑郁的程度调节行动非常重要。

这里所说的顺其自然养生法，第一层意思是接受自己目前患病的现实，安静休息；第二层意思是抑郁症的极期过后肯定会进入恢复期，在此期可以发挥森田先生所说的"生的欲望"，即更好地发挥自己想要更好地生存、向上发展的欲望，以此来促进身心健康。换句话说，应注重恢复患抑郁症时停滞了的自然欲求，培育自然欲求的萌芽。

三、养生的要点

抑郁症有其特殊的临床经过，可分为三期，即极期、恢复前期和恢复后期，其养生方法也要根据临床分期的不同而有所变化。下面分期细述一下各期的养生法。

1.极期的养生法

极期是指抑郁症病情最严重的时期。极期的生活方法没有什么特别的，首先要安排好睡眠，不要勉强干任何事情。也许有人对此不以为然，其实极期是干什么都没有心情和力气的最消沉的时期，就连平时喜欢看的电视也看不进去，喜欢听的音乐也感到嘈杂，这和发烧39℃以上一样，想通过做点什么来改善这种状态是不可能的。我们曾调查过出院的抑郁症患者："在最严重的时期，你觉得怎样会好受些呢？"几乎回答都是"睡觉最轻松了"。这一时期并不是非睡不可，而是不管怎么说都要耐心等待恢复期的到来才是上策，就像进入冬眠等待春天的到来一样。

需指出的是，许多抑郁症患者的想法正好相反，认为这样稀里糊涂地睡是不行的，而且这种想法还很强烈，有些有工作的患者这种倾向更明显。所以要对他们说："现在休息就是你的工作！"事实上，极期抑郁症患者最需要的就是好好休息，因此，不仅患者，包括周围人都要创造适合患者休息的环境。如果患者在外地工作时患病，在外地医院治疗不如回本地医院治疗或在家休养好。另外，比如有些家庭主妇患了抑郁症，即使在家躺着休息，看到房间乱糟糟，让丈夫孩子做家务，心里也会不好受，怎么也休息不好，此时住院治疗就是一种很好的选择；住在单位宿舍的患者，常常很在意周围人的眼神儿，感到人言可畏，因而白天不敢出屋，这种情况下还不如暂时到亲戚家住一段时间……总之，周围的人要设法为患者创造一个能安心休养的场所。

极期另外必不可少的重要课题是就诊和服药，养生并非不用药而仅靠自身恢复力来康复。也许有些读者是因为不愿意服药，希望靠自身的恢复力来治愈抑郁症才读此书的，而实际上这类疾病无论如何还是需要去医院接受药物治疗的。应该用自然恢复力来克服抑郁症这一想法本身就是"应该主义"思想在作怪，结果反而会对自己不利。就像前面所述，抑郁症并非精力出了问题而引起，有时即使医生已明确说了，患者仍不能正规服药，这时一定要想办法让患者认识到只有接受患病事实，接受正规药物治疗，才能抓住恢复的契机。汽车在陷入泥坑时，许多人想立即就从坑中解脱出来而加大油门，但往往越是这样，就陷得越深，这时若是从后面请人帮着推一把的话，反而可以很快从泥坑中解脱出来，服药就相当于这个推力。所以，患者首先要摆脱"服药就等于失败，完全用自己的精力去战胜疾病才算胜利"的想法。

服药可以增进人体自然恢复力，如果遵医嘱按时服药，患者会感到情绪明显好转，不过抗抑郁药出现疗效需 1~2 周甚至 4 周时间，需要患者耐心等待。这期间可以合并应用抗焦虑药，它的特点是见效快，服药数分钟内就可以减轻焦虑症状，对轻度抑郁也有一定效果。

2. 恢复前期的养生

就像寒冬过去春天就会到来，黑夜过去曙光就一定会来临一样，极期过后一定会进入恢复期。这一时期开始时，患者会出现较明显的情绪波动，虽然不是持续的，但却能感到有相对轻松的日子了，极期的那种难以言状的痛苦会渐渐减少，但时好时坏也是这一期的特点。进入这一时期后，患者应注意养生实践，并根据自身状态灵活调节休息与活动的平衡关系。

（1）调节休息与活动的平衡

森田先生会根据自己身体发热程度调节自己的活动内容，同样抑郁症患者的养生需根据其基本状态来调节休息与活动。此时应禁止"努力至上主义"，总体以侧重休息为好。抑郁症患者的情绪低落与正常人的情绪波动不同，抑郁症患者的情感障碍作为疾病的症状与躯体疾病的症状（如感染性疾病的发热、胃溃疡时的腹痛等）具有同样的意义，因此也必须与躯体疾病一样对待，在接受疾病事实的基础上合理处理。不过，发热可以通过体温计检测出来，而抑郁症的症状却不易把握，患者自己很难判断应如何活动，这时可以根据感觉来大致判断自己的状态，如疲劳感等。疲劳感非常强时，以休息为佳；疲劳感较轻时，每天的活动视病情轻重而定，不应千篇一律。另外，还可用厌倦感等感觉来判断自己的状态。患抑郁症时对事物有着特有的厌倦感，当然这种感觉有轻有重，当其较严重时，不要勉强自己去做什么，而当厌倦感有所减轻，有要干一点什么的欲望出现时，那么就先行动起来吧！这种判断要凭感觉而不是凭理智，尤其不应以治疗为目的，在厌倦感很严重时仍然勉强去行动。

生活发现会的会员中，有人把安心感作为判断自己状态的指标——如果情绪较轻松时，即使干点儿什么也不要紧；如果行动中渐渐觉着身心的承受余地已经很小了，就停下来，尽量不承受过大的压力，这样一来，就可以渐渐地维持最低限度的日常生活自理了。有位慢性抑郁症患者，病情稍好转时就坚持活动了，累了就静养一段时间，在疲劳未到极限前就停止活动，在心身留有一定余地的情况下来调节自己的行动，这样情绪起伏便逐渐减少了。

抑郁症的一个特点是朝重夜轻，即早上或上午较严重，到了下午或晚上就有所减轻了。可以根据这一特点来安排活动，即早上或上午不必活动，到下午或晚上再安排活动。

（2）活动先从感觉出发

一般而言，抑郁症的恢复前期仍以休息为主，但与极期不同，不是什么也不干只是躺着就可以了，也不是"一口吃个胖子"，一下子就恢复全部工作，否则会消耗掉恢复所必需的能量。

为什么说这一时期要缓慢地、一点一点地恢复森田先生所说的"生的欲望"，即健康的能量呢？因为这时的健康能量还很脆弱，就像刚刚生长出来的植物幼芽，还不够成熟，所以重要的是要很好地把握住刚刚新生的欲望，自然而然地发挥其力量，而不是陷于"应该主义"的思维模式之中，更不应急于求成，拔苗助长。森田疗法中常说从感觉出发，所谓感觉，包括好的和不好的感觉。有时患者产生想干点什么的感觉，这种感觉很重要，很有意义，应该怎样理解这种感觉呢？例如，抑郁症极期的时候，患者在家里静养等待恢复，有时萌生出想到外面吸点新鲜空气的念头，这时就应顺着这个想法到外面去散散步，不过这时一定不要给自己定指标，如每天走一万步之类等。生活中确实是有很多这样的患者，每天给自己定目标走一万步，不管刮风下雨必定要完成任务，如此一来散步成了工作似的。对患者而言，最重要的是行动策略应顺应身体及客观条件，按照自己所想的到外面去散散步，有时一开始就累了，那就停止散步；多次散步以后，如果感到想再进一步，增加点活动量，那就顺着这种感觉去做。如果看见咖啡厅，想到很久没有进去了，想进去喝一杯咖啡，那就进去喝一杯，从中若能体验到舒适的感觉，这就是收获。另外，散步途中看到道旁盛开的鲜花，如果感到"哎呀，真漂亮"，那这就是再好不过的了，看到美丽的、新鲜的东西能产生上述感觉，是非常有意义的。住院不久的患者，如果你问他在散步中都看到什么了，多数人会回答"没有看到什么"，只是默默地走出去又走回来罢了。有时如果突然感到"哎呀"发现了点什么似的，这可以说是患者的状态有所好转的征兆。看到了鲜花感到高兴，对外界事物反应产生了很微小的体验，都是很重要的。这些体验虽小，但它可能成为唤起"明天再去散散步吧""病好了回家种棵树吧"等一个又一个愿望的契机。有时患者容易产生"应该做的事不去做，总是休息""这样总是玩能行吗"等想法，其背后隐藏着很强烈的"不应该总是休息，还是应该干点儿什么有意义的事情"，即所谓"应该主义"的想法。养生的技巧在于从"应该主义"中分离出去，不是按着应该、不应该去行动，而是根据自己的感觉、身心的状态去行动，最初哪怕迈出一小步，也算是一个大进步。

女性患者如果想去逛街，开始关心自己的着装打扮，这说明症状大有好转。患者平常虽有化妆习惯，但一旦患了抑郁症，就连修饰自己的力气都没有了，如果能涂上口红，修饰起发型，打扮起自己来了，这本身就是病情好转的征兆。

注重感觉并不是想做什么事都可以，比如有些患者觉得晃晃悠悠没事可做，就去打麻将等，一下子输了许多钱，由此情绪沮丧，病情加重，因此，应选择健康有益的兴趣爱好之事来做。另外，还要注意不能喝酒，酒与抗抑郁药互相作用会增强其副作用，加之醉酒还会影响睡眠质量。有的抑郁症患者喝酒后当时感到较轻松，但次日早晨会比平时情绪更低沉，早上本来情绪就不太好，加上酒的影响，状态就会更差，此时建议适当服用安眠药，以保证良好的睡眠，且不再喝酒。

（3）抗抑郁行动

所谓抗抑郁行动，如字面意思一样，就是采取对抗抑郁的活动。抑郁症状较严重时，采取对抗抑郁的行动不会有什么效果，但在症状较轻时，可适当采取一定的行动，具体行动方式因人而异。例如，散步、钓鱼、骑自行车、听音乐、看电影等均可，与自己病前的生活习惯相一致的活动最为合适，没有好坏之分。有的患者原来喜欢运动，那么就打打高尔夫球、网球，但在活动之前要先把胜负置之度外。抑郁时期的活动往往不像平常那样敏捷，甚至可能像背着沉重的行李在运动一样，此时应掌握好运动量，累了就马上停止活动。有一例女性患者，在抑郁症极期时连平时喜欢的呼啦圈、游泳也没心情去玩了，当看到她开始玩呼啦圈或游泳了，这说明她已开始恢复了。以上事例还说明，平时兴趣很少只是一心工作的人，一旦工作发生变化或遭受挫折而患抑郁症时，对抗抑郁症的行动力也会较差。有报告表明，具有多种抗抑郁行动的人，不易患抑郁症。

不过有人病前喜欢读书，而读书需要集中注意力，消耗精力，而且读书需固定的姿势，易造成颈肩等局部疲劳，不利于疾病恢复。所以，抑郁症恢复过程中适量读书为好，阅读方式以大致翻翻为主。切记一次读书时间不要太长，控制时间很重要。读书时注意力转移到书上，患者不易察觉身体的变化，长时间读书引起疲劳时，短时间内不易恢复。

3. 恢复后期的养生

（1）有规律地生活

在一点一滴的养生活动中，抑郁症就自然地进入了恢复过程。然而进入恢复后期，也许自觉已经恢复差不多了，至少也恢复一半了，睡眠、食欲大致都恢复正常了，像极期的入睡困难或中途多次醒来等症状多已消失，情绪有不同程度好转，但是心情仍像蒙着一层薄云，没有晴朗的感觉，意欲、耐性仍不足。在这种情形下应尽快调节生活节奏。森田疗法提倡"外相齐备，内相自熟"，即要齐备心身节律，有规律地去生活。首先要把起床、就寝、吃饭时间固定下来，特别是吃饭时间大致固定下来往往会产生调整身体节律的效果。就像适应时差一样，从中国去美国等时差较大的国家旅行，如果想让自己身体尽快适应当地时间的话，就算肚子还没有感到饥饿，也按当地时间去吃饭，这是调节心身节律的一个秘诀。

进入恢复后期，如果患者每天仍然总是睡眠，往往会产生相反的效果，要渐渐增加活动量。如果原来最多只是看看电视、散散步，那么此时可以参与一些家务活动，如打扫环境卫生、洗衣服等，但应注意循序渐进。

《轻度抑郁症》一书作者笠原嘉先生提出，为了能使抑郁症患者恢复工作，每天白天可离开家去图书馆随便翻翻书，参加一些文体活动，晚上再回来。这种建议对恢复后期的抑郁症患者还是有一定意义的。

总之，通过生活方式的调整，患者最终会由情绪低沉、精力不足的状态渐渐恢复。

（2）从习惯了的事情做起

抑郁症患者中病前上进心强的人较多，他们一有时间就想把过去因患病所失去的时间夺回来，在刚有好转时有些人就开始学习电脑、练习书法等，其实这时还没有必要去做这些事。

有一位抑郁症住院患者，患病前是家庭主妇，经住院治疗，病情好转，临出院前先请假出院回家收拾。出于一种负债感，她觉得自己住院期间家务事儿一点也没做，回家后想弥补一点，就试着做一些从前没做过的饭菜让家人高兴。费了很大劲儿，累得够呛，做的结果并不理想，归院后病情还有所反复。

需注意，在恢复后期，患者要先从习惯了的、熟悉了的事情一点一点地做起，应注意量力而行。

（3）注重现在

森田疗法强调"一定要注重现在"。患抑郁症休息期间，许多患者苦恼于"抛开工作，就这么歇着，这样的局面是无法挽回了"，或者陷于"自己恐怕不能再上班了，周围人肯定看不起我，认为我不行了"的心理中，这些都是疾病恢复过程中患者想要重新上班时顾虑最多的一些问题。很多人在恢复过程中急于往前看，一想到很多工作、家务在等着自己，还有那么多人际往来，用自己现在的状态一衡量，就得出"自己肯定应付不了"的结论，然后很快会陷入无力和悲观失望的状态。人们时常会回顾过去或展望未来，但是抑郁症患者绝对要放弃这种做法。对过去事情的后悔和对未来事情的担忧容易使心理处于不安状态，所以当患者头脑中浮现出对今后的担心时，要顺其自然，重点在于着手做眼前的事情，做马上可以实施的事情，一件一件去做。如果患者已处于恢复后期状态，那么还可以从自己目前能做的事情做起，如收拾房间、去美容院、换洗衣服等。心急的患者容易朝着重返工作岗位、干更多家务等这样的大目标努力，但实际上却不容易取得好的效果。

患者的恢复过程就像登山，在半山腰时往山顶上看感到还很遥远，这时如果要一步一步地向前走，只管脚下，不知不觉就会离山顶越来越近了。所以尽可能注重现在，注重此时此刻，这在抑郁症治疗中是非常重要的。

（4）不安就像一阵毛毛雨

恢复后期患者比过去感到轻松多了，不过此时也非常容易产生不安感，比如自己能否重新开始工作等。这种不安与发病初期的坐立不安有着本质的不同，它因想重返工作岗位或想顺利康复而产生，是一种自然的心理，如果一点不安和担心都没有反而不太正常，所以，此时不必非要排除这种不安，它就像一阵毛毛雨一样，最好不去理它。有句俗话说："早晨的雨，甚至可以不必拿伞。"毛毛雨很快就会停的，这种不安也一样。

（5）不要困于"应该怎样"的思维模式

进入恢复后期，随着自然欲求的恢复，这时要试着修正在心灵深处所隐藏着的"应该主义"的思维模式。例如，"要想重返工作岗位，就应该弥补从前给别人添的麻烦""如果康复了，作为家庭主妇就应该每天做三顿饭"等。想要恢复社会职责却被这种"应该主义"所左右，勉强地去要求自己，从而使状态恶化的病例很多，所以重要的是认识到这种"应该主义"思维模式的弊病，然后修正它。多数人在此阶段病情都已好转，如果是 80% 恢复了正常，就容易产生"80% 恢复了就应该做 80% 的工作"的心理，这就是所谓"应该主义"的表现。这一时期为了继续康复，就必须留有余地，所以工作只做原来的 50%~60% 为好。回归社会以后马上就像以前那样工作的话，就像打着石膏的骨折患者，石膏刚刚取下来，马上就正常行动起来一样，或者像胃溃疡患者一直都在注意养生，胃病刚好就暴饮暴食一样，都是不合适的。

（6）回归社会要循序渐进

抑郁症恢复后，回归社会要注意循序渐进。上班之初先做些轻松的工作，医生一般也会给刚出院的患者诊断书上写"出院一个月内只做轻工作"的建议。轻工作的具体内容需要患者本人、主治医师及单位负责人一起商谈决定，有时不仅是工作内容，还有涉及工作时间等，如半天工作或隔日工作等。即使已完全康复，在恢复工作初期最好也不要加班，尽量正常下班。有的公司接受过这样的康复患者，有一定的经验，会安排患者先干一些力所能及、较简单轻松的工作；而有些单位没有这方面的经验，什么也不让患者干，上班每天就是翻翻资料或者让其闲着，这对患者会造成更大的压力，反而会导致多数患者病情加重。所以医生要与患者单位商谈，建议康复后让患者干点熟悉的工作，工作量不要太大，以原来工作量的 30% 左右为宜。

另外，从工作内容来看，干些事务性工作比开展新的需要创造力的工作要好，但要强调的是什么工作也没有的状态是最不好的。以家庭主妇为例，住院时家务由丈夫和孩子分担了，康复回家后，如果一下子就承担起全部家务，会负担过重，所以康复回家之初，丈夫及孩子仍须分担一部分家务，逐渐地增加患者的家务量为好。

（7）正确对待周围人的看法

康复者刚上班时首先是对周围人的眼神很敏感，其实对周围人的这种感觉，多是由于主观判断超出了实际所致，自己心情不同，对同一事物的看法也会有相当大的差异。例如，有的患者已经一年多没上班了，想要上班时会觉得"心理压力很大"，想象"周围人一定会认为我竟然休息了那么久"，或者"认为我已经不会来了"。但是实际往往是，周围同事像往常一样亲切地打招呼"您好"，慢慢地心情就会放松下来，对周围人眼神的感觉也会改变。在重返工作单位前，医生要让患者知道，他们在意周围人的看法，大多是主观方面造成的。重返工作岗位之初，大多数患者都会有备受注目的感觉，反之，如果潜心工作，不声不响地干上 3 个月后，就会感觉周围的气氛也和往常一样了。

四、抑郁症康复以后的生活

抑郁症恢复了，康复者应以此为契机开始新的生活。有过患病的体验以后，人的心理会更加成熟。无论是患抑郁症还是躯体疾病，一旦恢复健康以后，会更加珍惜原来认为理所当然的健康生活，更加深刻地认识到"健康才是最宝贵的财富"。俗话说"因病消灾"，患病的体验往往会成为今后健康生活的起点，由于自己有过患病的体验，所以对别人的疾病和烦恼也更容易理解。

患病时，患者容易把自己和健康者对立起来，其实两者都是相对的，关键是要通过患病总结出一些生活经验，改正过去的不良工作习惯和生活习惯，才能达到"因病消灾"的效果。正因为患过抑郁症，康复者才能更加明白怎样安排生活，怎样保护自己的健康，没有此类经验的人恐怕就不同了。原来一心扑在工作上的人，疾病康复后，大多会从原来过分紧张的生活中放松下来，生活不再拘于某些事情或某种形式，会发觉生活轻松多了。

抑郁症患者聚会时，有人分享了这样的体验：一位实业家，年轻时患结核病，在患过结核病后懂得了人生的许多道理，再也不像以前那样拼死拼活地工作了，而是学会了合理安排工作和生活。这些分享对其他人来说都是宝贵的经验。

参加生活发现会和抑郁症自助组织的人，大多是通过分享自己的患病体会来帮助其他患者的。他们常说："由于患病，人生也改变了。"这样的体验，病情严重的患者是听不进去的，但在康复过程中，他们结合自己的体验，会更加深刻地领会他人所分享的含义，这也是所谓的"因病得福"。

五、关于复发

抑郁症治好了，也存在复发的可能。谁都不愿意再次体验疾病的痛苦，但也要正视抑郁症有复发的可能这件事。

有的患者，症状消失了便认为"只要今后不吃药了，就可以忘记那让人难受的经历"，于是便停药，结果导致复发。抑郁症即使完全康复了，最少也要坚持服药半年，如果有过多次反复发作的病史，则服药时间还需根据医嘱再延长。

另外，如果康复者完全忽略自己曾患过的疾病，完全回到原来同样的生活之中，和以前一样辛苦地工作，身心负荷过重时也有可能导致疾病复发。

抑郁症并不难治，但由于个人性格等因素，复发也并不是很容易避免的。据统计，初次患抑郁症治愈后的复发率是50%。为了防止疾病复发而去改变性格并非易事，不过改善不良的生活习惯及思维模式却很有必要。生活中有各种纠纷，也有烦恼，还可能有挫折和失败，不过一般来说不至于仅仅如此就陷入抑郁症，问题是如果按"应该战胜""绝不应该失败"这样的"应该主义"思维模式持续下去，就很容易患抑郁症或引起复发；反之，如果能从这种思维模式中解脱出来，得病或引起复发的可能性就会大大减少。

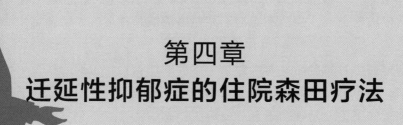

第四章
迁延性抑郁症的住院森田疗法

一、住院森田疗法的适应证

60%~70% 的抑郁症患者经过 3~6 个月的药物治疗就可痊愈，但是仍有 20%~30% 的患者治疗效果不理想，甚至有的患者经过长期的药物治疗后症状仍然持续，并没有明显改善。因此，药物以外的心理治疗就尤为重要了。

何为迁延性抑郁症？该病症的特点是症状较严重时有某种程度的改善，但恢复过程却会停滞在一种不好不坏的中间状态；主要症状是情绪总是消沉，好像天气总也不转晴似的，干什么也高兴不起来，对什么都没有兴趣，漠不关心，这种轻度的抑郁状态看似会没完没了地持续下去。近年来，到精神科就诊的抑郁症患者逐渐增加，迁延性抑郁症患者的人数亦随之增加。一般来说，迁延性抑郁症的症状持续时间较长，但情绪低落、焦虑、失眠、食欲减退等现象并不十分明显。

抑郁症迁延化的原因是多种多样的，如双极性情感障碍 Ⅱ 型的患者，其症状一般会有长期迁延的倾向。

心境障碍也是病情迁延的代表性疾病，轻抑郁状态长期化本身就是心境障碍的诊断依据之一。该病过去被称为"抑郁性神经症"，以与抑郁症相区别；近年来，学者们认为心境障碍与抑郁症相重叠的部分相当多，因此也将其归属于情感障碍之一。其他的原因如治疗药物的剂量不足，或者患者不能按医嘱服药等，也会造成抑郁症迁延化。对于后者，重要的是让患者及家属对抑郁症有正确的了解。有时工作单位及家庭中存在持续的精神压力，这时环境调整较为奏效。例如，有一个人负责企业索赔处理工作，长期干这种工作本身就是一种持续的精神压力，所以建议其调换工作，此种情况下随着工作环境的改变，症状也会明显改善。有的患者即使改变了工作环境，仍不能顺利地康复，这种情况可能是由于性格因素而导致的迁延化，如过于心细、完美主义、对自己要求过高，具有强烈的"应该主义"思维模式等。实际上一部分执着性格及抑郁亲和型性格的人，都具有与神经质性格相似的性格倾向。这种性格的人，发病之初怎么也不能接受患抑郁症的事实，总想靠毅力去恢复，其结果容易耗竭精力，往往会事与愿违。

另外，有的患者认为重返工作岗位后，应该与原来一样，完全挑起原来的工作；但有时由于过于心急，勉强自己，使病情加重的病例也很多。有的患者过于关注发病后的身心状态，从而会继发性地发展为神经症。例如，抑郁症的症状某种程度上恢复了，却出现了明显的失眠恐怖、对人恐怖的倾向。

具有"应该主义"思维模式的人，往往有容易拘泥于某事物的倾向，这会妨碍抑郁症的自然恢复过程。对于这类患者，只是口头指出他这种倾向的危害还不够，因为他们长年的生活方式、行为类型已固化，不太可能轻易改变，那么这种情况下就须用住院森田疗法治疗，从而达到修正行动方式和思维模式的目的，使患者从抑郁状态中解脱出来。东京慈惠会医科大学第三医院经住院森田疗法治疗的50例迁延性抑郁症病例中，高度改善14例（28%），轻度改善25例（50%），无变化6例（12%），治疗中断5例（10%），轻度改善以上者占比达81.3%。

森田疗法不仅仅适用于具有与神经质性格相似的完美主义性格倾向的人，而且适用于迁延性抑郁症患者，但不适用于具有自杀观念、意欲显著低下、已没有活动能力的重症病例。森田疗法的治疗通常也是药物与心理治疗共同进行的。

二、住院森田疗法的成功病例

 大森，男，43岁，公司职员

1. 发病背景

大森毕业于一所私立大学理工学部，参加工作后从事事务员工作，技术人员出身的大森不满足于这份工作，一年后重返母校攻读研究生，顺利获得硕士学位后就职于一家汽车制造工厂。一开始，他特别希望从事自幼就向往的新汽车开发工作，入职3年后，他实现了自己的愿望，调到新车开发部工作。大森很优秀，加上心细、责任感强、完美主义性格，他对工作全身心投入，取得了许多成果，上司和同事对他的工作能力也给予了很高的评价。大森经常加班到很晚，生活作息不规律，曾几次出现胃溃疡。在新车开发部工作5年后，大森的新上司换了，新上司对工作还不熟，大森除了自己原来的工作外，还兼任了原来上司的工作，工作量翻倍。具有完美主义性格的大森，为了让新上司认可自己的能力，决定承担这些超额工作量。因为他不善于根据工作的量来改变工作方式，于是工作时间无限制地延长了，每天加班到深夜，渐渐地疲劳累积，工作效率也逐渐下降，不知不觉间与同事说会儿话的时候都很少了，精力也好像渐渐都没有了，体力过度透支。大约半年后，他最终因为胃溃疡吐血住进了医院，2周后出院。重新上班后，他总觉得周围环境与过去不一样了。新任上司与原来的上司不同，不是把工作放手让部下去干，而是每次都要求部下报告工作状况，从而掌握工作进度，大森对此感到精神压力较大。上司照顾他大病初愈，让他干较单纯的局部部件的设计工作，他原来的工作已经分给其他几个同事了，从这时起，他感到自己不像以前那样被重视了，因此渐渐失去了对工作的热情。一个曾经那样忘我工作的大森，现在竟变得连上班都感到是件很痛苦的事了。

对工作的不安及烦恼，使大森身心都得不到良好的休息，晚上会醒来好几次，早晨好不容易挣扎着起了床，却感到头重脚轻，恍恍惚惚，注意力不能集中，很简单的工作也总出错。"自己不应该是这样的"，大森很着急，又没有办法，在这种情况下，他感到上司的脸色越来越难看了。一天的工作结束，回到家多少轻快了点，不过一想起明天的工作，就连吃饭的心情都没有了。这样的日子持续了数月，最终大森无法正常去上班了，就诊后被诊断为抑郁症。

大森在被诊断为抑郁症之前，从来没有感到自己已经患病了。在他看来，上司肯定认为他是个"不中用的人""公司已无自己的立足之地了""自己没有新车开发能力，缺乏对繁忙工作的耐受能力，是个弱者"，从而陷入自我厌恶之中。"不管怎样，自己将被公司抛弃，失去工作，成为人生的落伍者"，这些悲观的想法，被称为"认知歪曲"。美国精神科医生白克指出，抑郁症患者对自己、环境、未来都有偏向于否定的认识，因此将这些思想命名为"认知歪曲"。患者就像戴了一副遮住了事物的正面而只能看到事物的负面的偏光眼镜，事物的阴暗面被极大地夸张，注意力集中于此，而事物的正面好像一点儿也看不到。大森就是这样被否定的思维所束缚，陷入了无力感和绝望之中，"不应该如此，无论如何也应该做点什么"，自己想奋起却没有力气，只是干着急、做无用功，这些负面情绪会使人越来越无奈。

大森第一次来就诊时，他的愿望就是，不管怎样都要恢复到原来的状态。那么他原来的状态到底是什么样的呢？他说："工作上的成功是自己人生的最大满足，最辉煌的时候。"听了这话，我想他所谓的辉煌，其本身就隐藏着抑郁症的发病要因，他明知过度劳累会使自己身心压力加大，有损于健康，却仍那样去生活，结果多次出现胃溃疡。他几乎把自己的健康、家庭、生活都抛到了脑后，忘我地工作，但他并没有发现这样做有什么问题，也没有发现他发病的重要因素就在于此。由于对工作追求完美，他好像被工作包围了。

另外，由于病前大森把工作与自身联系过分紧密，很难把一些工作转给其他人，他承担了超过自己所能承受的负荷，而不求周围人帮忙。同时，大森不满足于工作的成就，只有当被上司高度认可时才能感到自身的价值，因此当他感到新上司并不重视自己时，他的立足点突然发生了变化，变得不确定了，于是一下子陷入了抑郁状态之中。根据大森入院时用自我评价量表对自己性格的评价，大森认为与自己相符的项目有：我是周密的人；我喜欢无论大事小事都有规有序地去进行；我有点太正直；我是办事非常谨慎的人；我做什么事不达到完美的程度心里就安心不下来；我有细腻的地方；我容易意识自己。从这些相符项目可知，他明显有着神经质性格的背景。

2. 以日记为中心的住院经过

卧床的第一天，也许是感到好不容易算是住院了，情绪一下子安定了下来。其后一周时间里，一会儿回忆起往事，一会儿又想能否平安康复回到工作岗位，因而又感到不安。卧床的最后一天，想尽快参加活动和仍然就这么待着的心情交织在一起。

进入轻作业期，患者以观察为主，只是观察院子里的动植物和其他患者劳动作业的情况。大森日记中写道："观察当中，自己也想动手参加作业了。"轻作业期第4天，他开始进行木雕作业，他对木雕作业十分专心，刻了两个字——"泰然"，他的愿望就是希望能做到"泰然处之"。但实际上并非那么容易。他在日记中写道："木雕过程中，有几处细致的地方没有刻好，不太成功，对此耿耿于怀，无法泰然。"对此医生的评价是："即使有这样失败的地方，也是很自然的，不要太拘泥于细节，第一次作业，作品大致上成功就行了。"

作业期第1周，大森参加锄草作业，日记中写道："庭院打扫干净后，心情真舒服。"他的这种感觉可以表明，他已经开始出现健康的心理反应了。在抑郁状态严重时，杂草即使锄净了，他也未必能产生心情舒畅的感觉，只不过会产生疲劳感罢了。

另外，大森还参与了狗窝的制作，他在日记中精心画出了设计图，医生的评语是："这是一个非常好的设计方案。"可以看出他确实在积极想办法，以好的状态投入作业之中。

但是作业期第2周，他在和其他患者开会研究作业方案的时候，开始出现情绪低沉，焦虑不安的状态，并持续了两三天，第2次开会时他也是情绪不好，中途就退场回去睡觉了，连晚饭都没吃。对他的日记，医生的评语是："有这样的日子也不奇怪，身体状态的好坏自己用意志是无法控制的，这时重要的是干脆就好好休息。"医生对大森多次强调："该休息时就休息。"大森分析自己近来状态不好的原因时这样说："这次状态不好与在公司时工作不顺利时的感觉相似，总是拘泥于不顺利的事，即使产生新的想法，也无法展开行动，这可能是完美主义在作怪吧。"他开始察觉到"自己对自己总是过高地要求"这一完美主义倾向。他要降低对自己的要求标准，日记中他给自己的行动重新制定的标准是"70分万岁"。

大森在实践中明白，并非一下子就能把自己制定的标准落实在行动中，因为改变完美主义倾向并不是那么容易的。

"70分主义这一点很重要，在生活中，总是用100分要求自己，遇到挫折时，其挫折度就高；用 70 分去要求自己，其挫折度就大不相同了。用这样的解决方法去改变完美主义倾向很好。"

第 4 周，他在日记中写道："院子里种的花草有些蔫了，试着浇了点水，第二天又都恢复了生机，看到花草复苏后的情景，想到自己所浇的每一滴水都在支撑着这些花草的生命，感到有说不出的喜悦。"枯萎的花草复苏的情景，就好像是从抑郁症中逐渐恢复的大森的写照，让他觉得哪怕只是一点点儿小事，也是自己做的有益的事。这种体验也是一种契机，能够帮助患者恢复过去受损的价值观。这种变化也可以说是大森投身于作业之中，使自己的注意从自身转向周围的证据。

到了第 6 周，大森因为别的患者参加作业不认真而十分恼火，在日记中写道："最近我感到年轻患者的生活态度太散漫，作业时尽是闲谈，那样作业能注意力集中吗？"医生的评语："其他人确实有必要更加自觉一点地去参加作业，但是你是不是也有点儿完美主义倾向呢？"这种具有完美主义倾向的人有对其他人的举动用自己的标准去衡量、去判定的倾向，这样容易在工作中孤军奋战。所以，完美主义倾向的人应尽可能地注意改变这种倾向。

在这周周一，大森饲养狗的作业也出现了问题，他在日记中写道："今日其他动物管理委员们都不在，就我一个人，真够呛！"医生的评语："一个人干真是不容易吧？这个时候请求动物管理委员以外的人来协助作业不是更好吗？"医生尽量想让他发现自己有孤军奋战的倾向，大森的这种作业方式从第 7 周开始出现疲劳感，在日记中写道："感到头昏脑涨，注意力不集中，作业中经常出现差错，不过比自己严重的患者都在努力，所以我也不能示弱。"医生还是强调休息："不要逞强，学会休息非常重要。"对他这种无论什么事情都是按着预定的目标一个不剩地去进行的行为方式，医生的建议是："做事情要有先有后，可以后做的事就后做，可以不做的事情就不做。"

第 9 周，大森已能做到能后做的事就放在后面去做，能委托别人做的事就拜托别人做。休息时间增多了，原来的疲劳感也逐渐消失了。他在日记中这样写道："在深入各项作业过程中，考虑自己的时间少了，这并没有什么痛苦，反而感到对各种事情的关心程度增加了，体验到了其中的乐趣和喜悦。"从上述状态来看，大森的抑郁症可以说恢复正常了。

第10周，大森感到对医生的各项建议都能领会和理解了。原来他一直有这样一种想法："这么一点作业量，即使身体有点吃紧，也应泰然自若地去完成，否则怎么能完成工作呢？"他一直是带着这种想法工作、生活的。如今，他渐渐领悟到："不仅要努力去做，重要的是无论做什么事都要量力而行，留有余地。"大森总算发现了自己过分逞强，过分勉强自己的毛病；终于明白了做任何事情都应注意休息，身心都留有一定余地，做任何事情都应分清轻重缓急，先从重要的事情入手，在有限的时间里，不要什么事都面面俱到，该让步的就让步，不追求百分之百的完美，有些事需要别人的力量去做。医生评语："自然的调和非常重要，遇事不要勉强，保持自然的平衡非常关键。"

第11周，大森快出院了，他感慨地说："我看到了许多默默地站在那儿等通勤电车的公司职员们那僵硬的表情。"医生说："请记住这一幕，这也可以说是你过去的写照。"就这样大森发现了自己由于完美主义导致过劳及情绪抑郁，因此一点点地修正自己的生活方式，通过3个月的住院治疗后恢复了工作。以后多次随访，身心状态均为良好。

 病例二 町田，男，48岁，公司职员

1. 住院前的背景

町田的轻抑郁状态持续近十年，因此来医院想进行森田疗法治疗。少年时代，他学习成绩很好，又擅长体育，性格偏于内向，神经质性格，具有完美主义、理想主义倾向，大学毕业后就职于地方银行，在单位承担营销业务工作。他工作很努力，上司对他印象很好，35岁以前一直一帆风顺。

38岁时，他所在的银行与其他银行合并，从别的银行调来一位新领导，这个上司精明能干，对部下要求很严，这期间町田与贷款的客户发生了点矛盾，虽然责任不在町田，但他处置不恰当，被新上司狠狠批评了一顿。町田本来就不擅长为自己辩解，所以这件事就当作纠纷处理了。问题处理告一段落后，町田开始出现头痛、失眠、疲劳等身体不适症状。为此他深感烦恼，到附近心疗内科就诊，被诊断为"隐匿性抑郁"。服用抗抑郁药后，失眠、头痛症状在某种程度上有所改善，但是容易疲劳，对工作

没了兴趣，整日都处在有气无力的状态，对工作和单位都厌烦了，因此他决定辞职。在辞职后，他的身心感到轻松了一些。不久，经熟人介绍到一家印刷厂工作，这个印刷厂工作很累，工资又低，这对曾以银行职员身份为荣的町田来说，当然是不满意的了。

为了找到待遇更好的单位，他四处求职，但始终没找到理想的工作，这时正值泡沫经济开始崩溃之时，将近40岁的人想重新就职并非易事。有一段时间，他曾想过放弃目前的工作，着手学习，准备参加一项资格考试，以便自己独立开店，可是学习刚刚开始，就由于不安而中断了。他想："即使取得了资格，也未必能一切如愿。"

时间在不知不觉中流逝，渐渐地他开始否定自己，"自己不应该走到如此境地，找不到理想的工作，自己太没出息了"。他时常这么想，逐渐对生活失去了兴趣，就这样长年在这种自我不满的状态中机械地工作，每天回家也是情绪忧郁，对家人漠不关心。

终于有一天，他为了改变目前这种状态，下定决心到医院来寻求治疗。

初诊时，他耷拉着脑袋，表情呆滞，毫无自信，无精打采，说他对未来毫无希望，对此深感烦恼。对工作只是应付了事，各种欲望都明显减退，一天工作结束后，到了晚上，独自想着今后的事情，无穷的烦恼不断涌现，所以情绪更加消沉。根据上述临床症状，他被诊断为"心境障碍"。

由于工作的关系，町田只能休息一个半月，因此他希望住院期限限定在这个范围内。

2.从日记看町田的住院经过

卧床期前3天，他感到焦虑、不安和烦恼。到了第5天，他感到："无论怎样不安和烦恼，都没有办法，那么干脆烦就烦，不安就不安，随它去好了，也只有这样了。"这样一想心情反而轻松下来了，从那以后也不那么痛苦了，吃饭也感到香多了。卧床期的后几天出现了轻度的无聊感。

进入轻作业期，町田对园子里种的植物和蔬菜产生了兴趣，经常去园子里实地观察。他独自一人时，仍和入院前一样情绪低落，因此他想尽快结束轻作业期，进入作业期。

再次与医生沟通时，医生重新询问了他一些关于工作的想法，做了进一步的交流。在交流中医生得知，町田总认为印刷厂的工作不是自己本来想做的工作。"那么你本来想做什么工作呢？更能让自己接受的工作是什么？或者想取得一个什么资格？"关于医生的提问，町田无法具体回答，由此可以看出他只停留在想和说上，而无具体的行动。"总想干点什么，这种愿望本身说明你的向上发展欲很强，但是难道不调整工作生活就不充实了吗？"医生建议让他把工作的事暂时放在一边，先致力于眼前具体的每个作业。

7天的轻作业期结束后，进入了作业期。町田投入作业非常细心，无论是农田的作业还是动物的照料，每个细节都考虑得很周到，提出了很多建设性的方案，在年轻患者较多的病房中，他给人以成熟稳健的印象。

住院第3周时，町田早上的心情开始好转，原来由于有厌倦感，什么事都不能付之于行动，但从这时起很快就能行动起来了。他说："作业与休息有机地结合，通过这样的生活，肩背痛、疲劳感、厌倦感消除了，身心都轻松了，随着作业一点一点地深入，行动范围也扩大了，意欲和活动性逐渐地恢复起来了。"这时他在日记中写道："虽然我不能很好地用语言来表达我的心情，但我感到对自己来说，除了消除症状以外，还有更重要的课题需要完成。"医生评语："不必非得勉强自己用语言表达，等待着语言自己浮现出来就行了，首先还是把每天的作业当作重要的事来做。"町田总是在考虑人生的转机，思考怎样改正生活方式的问题，对将来的问题考虑较多。但医生建议："在治疗的早期阶段，对将来的问题，与其在脑子里反复寻找答案，不如等待时机为好。"此后，町田继续投入作业，随着时间的推移，他逐渐认同医生的建议，感到对于将来怎么想也没有用，是不会马上想出结果的。医生评语："不要总是思前想后，要立足于现在，这才是重要的。"

住院1个月后，町田的意欲渐渐地恢复了，一次他想要搬一个较重的行李，突然出现剧烈的腰痛，他的腰椎间盘突出症复发了（在此之前，他曾反复出现过腰痛发作），动也动不得，这真使他非常着急。抑郁症状好不容易减轻了，腰又出现了问题，这样一来又要停滞不前了，于是医生介绍了森田先生在发烧时的处理方法，指出："重要的是接受现状，在此基础上找些能做的事去做。"腰椎间盘突出症刚复发时，町田动也不敢动，只是坐着看别人作业，没过多久，他开始寻找坐着可以做的工作。不久，他发现坐着可以做的工作比自己想象的要多，曾一度出现的悲观失望的感觉也消失了。

护腰的器具拆下来时，身体又可以自由活动了，停下来很久的作业重新开始了，他又积极投入作业中了，甚至比入院前在单位工作还要积极主动。

回顾入院前的状况，町田说："银行的工作辞掉以后，一直有一种失败感。之后干了10年左右的印刷工作，我心里一直认为那是暂时的工作，随着年龄的增长，转行也越来越困难，但一直留恋着过去那样的工作，感到目前的工作和家庭生活没有意义，一直在空想着调换工作的事，经过住院这种状况有所改善，但今后可能还要面临这样的问题。"于是医生建议他出院后，半年内先把调换工作的事放在一边，全力去适应现在的工作及家庭生活。如果依然有调换工作的念头，碰上可行的方案，再去进行也不迟。町田对出院后的生活虽然仍有困惑，但决心按着医生说的去做，就像住院中的作业的延续一样，先投入目前的工作。

由于腰痛使住院时间延长到2个月，在住院生活结束时，他出现了过去所没有的变化，想要做的事自然而然地做起来了，自发性活动增多了。出院后愉快地返回原单位工作，抑郁症状消失，随访1年没有复发，每天忙忙碌碌地生活着。

 病例三　　谷，女，54岁，家庭主妇

1. 住院前的背景

谷是一名54岁的家庭主妇。主要症状：虽然没有智力问题，但对事物理解总是不太好，即理解力减退，打不起精神，情绪忧郁。性格：心细，完美主义，自卑感强，非常在意别人对自己的评价，典型的神经质性格。谷有3个孩子，丈夫经营工厂，对工作一心一意，对家庭关心较少，有大男子主义倾向。

谷高中毕业后参加工作，24岁结婚后辞掉工作成为家庭主妇。丈夫自从独立创业开办工厂以后，对家庭照顾少了，因此谷与丈夫的交流日渐减少，她的全部精力都放在了孩子的养育上。丈夫经常不在家，她担

起父母双重担子。孩子渐渐大了，可以独立的时候，她曾一度想过要离婚："自己当书法老师，经济上难道不能独立吗？"但由于身体的原因，并没有提出过离婚。

从有了离婚的念头以后，她便想要尽快恢复健康，于是开始了体育运动。这时又患了关节炎，活动不能自如，渐渐对事物失去了兴趣。即使这样，她还是想工作，参加了职业训练讲习会，可是每次上课，总是不能很好地理解上课内容，同时发现自己容易忘事，她想："这样下去自己不是傻了吗？"因此不安起来，渐渐陷入了抑郁状态，甚至每天三顿饭的材料准备和饭菜的调理也做不好了。于是来医院就诊，被诊断为抑郁症。谷本人希望接受住院森田疗法治疗而入院。

2.以日记为中心的住院经过

卧床期开始时，从前必须干的家务、杂活可以不干了，有点被解放了的轻松感。卧床后期，从屋里听到外面患者开朗的说话声，自己也想能和他们一样，因此满怀期望，但同时又感到不安："自己加入他们的行列，能和他们一样生活吗？"

进入轻作业期，谷开始做木雕作业，最初她感到头一跳一跳地痛，但注意力集中于作业中，头痛症状也减轻了。当她顺利地完成这项作业时，第一次体验到成功的喜悦和完成任务的成就感。

进入作业期，她总怕记不住作业内容，开始对作业有些反感，但是不久便改变了这种状态，一边记笔记，一边积极地参加作业，进入了意欲恢复的时期。也许是因为体力作业较多的原因，作业期第2周开始感到身体有点儿疲乏。另外，团体活动中决定下次开会让她担当主持人，归纳患者提案和意见，她对此十分不安，总反问自己："我能胜任这项工作吗？"情绪又比以前低沉了许多。

从客观来看，她虽积极参加作业，但自我评价较低，所以不易产生成就感。另外，即使累了，她也不能很好地休息，不会根据自己的状态调节作业量，因此医生建议："你有关节炎，有些作业可能很吃力吧，如果这样的话，把自己能干的和不能干的分开，能干则干，不能干的或身体感到很吃力的就请其他人来干，你就休息。"

作业期第3周，她担当园艺作业组的组长，作业都顺利完成了，但由于她不善于与其他患者融洽相处，总有一种孤独感。事实上，她与其他患者确实存在一定年龄差别，说话说不到一块儿的情况也存在，但她总是每件事都把自己和其他人相比，认为自己不如别人，因此产生自卑感。医生建议："不要总是与其他人比，根据自己的状态来行动，从一个个小的目标开始。"此后，她每次作业都能与其他患者齐心协力共同作业，因而产生某种程度上的满足感。临出院前，医生特意与她丈夫会谈，介绍了住院经过，讲解了出院后的注意事项及家属需要协助的方面。出院后，她已可以承担家务了。1个月后，她开始练习书法，医生对她的行动范围扩大给予了高度评价，但她本人总是感到什么事都不能做得很完美，有时为此心情忧郁。出院半年后，谷又感到"在丈夫面前不自在"，为此而烦恼，再次与丈夫的交流减少，有时因一些小事，连孩子都指责她，这时她的病情又出现不稳定的迹象。医生建议："不要按'应该主义'的思维模式去行动，从想要干点什么这种自然的感觉出发，试着去做就行了，做什么事不要急着下结论，生活琐事要一点一点做下去，自己对家属有什么希望、意见和想法，坦率地说出来。"不久，谷把自己的感觉和对丈夫的希望，一点一点地告诉了丈夫，她丈夫也改变了对她的一些看法，谷的情绪很快得到改善。从那以后，不管什么事，不行就不行，谷再也不追求完美了。

一年半后，她开始准备书法作品，打算以后在展览会上展出，因此每天都在写。她觉得，即使想参加书法展这个愿望实现不了，这样写下去对自己也有好处的。这时，她已完全恢复了正常生活，治疗也顺利结束了。

对于女性抑郁症患者出院后复归家庭、回归社会，通常须想些办法，如出院时请丈夫来院谈谈怎样协调好夫妻关系等。国外也有类似研究报告，即向患者家属讲解抑郁症知识，进行怎样与患者相处的心理教育等。据调查，通过这种教育后，女性患者的治疗效果会显著提高。一般来说，女性患者与家属的人际关系特别重要。对主妇来说，家庭即相当于工作场所，也是私人的场所，所以家属对患者的理解非常重要。综上所述，家属接受患者患病的事实很重要，另外，让患者短暂地住院也是调和患者与家属人际关系的一种手段。森田疗法基本是针对患者的个体心理疗法，但是对有些病例，也应同时并用家族疗法。

三、住院森田疗法的意义

住院森田疗法的意义大致有以下三点。

（一）有利于抑郁症状的改善

住院前患者无论如何想赶走为之焦虑和痛苦的症状，但结果多不能如愿以偿，反而被搞得精疲力竭，所以首先要从抗拒焦虑的外环境中脱离出来，体验置身于上述自然的治疗流程中的感觉。

最初一周的卧床期，其主要目的是使身心彻底休息，同时减轻想要做各种事情之前的预期不安，重新培养活动欲，把注意力从单纯面向自身的身心状态转向面向外界环境。

轻作业是让自己在丰富的自然环境中发现工作，一点一点地投入生活，这一时期所干的作业也是生活中极简单的工作。抑郁症患者在日常生活和工作中常常会充满"应该主义"的思维模式，与之相对应，轻作业期的作业是既简单又马上就可以出结果的工作，例如眼前什么地方脏了就顺手擦一擦，这里面没有什么应该不应该，通过这一点点单纯的工作进行身体活动，意在促进其自发性地工作。在抑郁症恢复过程中，开始时不是进行创造性的工作，而是单纯性作业，简单地处理工作，医生也尽量不要勉强患者扩大活动范围，而是建议患者一边充分休息，一边根据自己的恢复程度来作业，这样可以使患者渐渐地恢复精力。可以说，森田疗法虽然是精神疗法，但也是一种特别注意身体要素的治疗法。

另外，住院治疗还有一个优点，住院前患者感到周围人看起来都很健康，唯独感到自己不行，是个落伍者；但住院中，通过与自己患有同样症状的人交往，彼此站在同等立场，具有平等感，有利于互相交流体验，从中吸取经验，获得动力，重新开始新的生活。对于眼前的作业一个一个地投入，小的目标一个一个地完成，就像给干枯的植物浇水后它就会水灵灵地复苏一样，即使是很简单的活动，也能通过活动获得有益的经验，抓住修复自我评价的时机。

总之，抑郁症患者通过住院森田疗法治疗可以结束恢复中的停滞状态，使之重新开始恢复正常生活。

（二）有利于"应该主义"思维模式的修正

抑郁症患者由于有着强烈的"应该主义"思维模式，在日常生活中都严格要求自己，这会给自己身心带来很大压力。如何缓和这种态势，是住院治疗的第二个目的。为此，医生会建议患者放弃"应该主义"，认清总是勉强要求自己的事实和危害，在这个基础上，以一个新的姿态、新的生活方式投入生活，从中获得体验，进一步修正"应该主义"。

另外，要确保休息时间，任何事情不要一个人干，要分散给其他人。养成这样的习惯，对改善患者过去的生活模式和不良工作习惯有一定意义。在前面介绍的患者治疗过程中，医生通过与患者的交流和对日记的评语，会反复传达上述建议，使患者真正理解改善过去的不良工作、生活习惯不仅有治疗意义，对复发的预防也具有现实意义。

（三）接受自己，再建新生活

住院森田疗法的第三个目的是通过改变生活环境和参加作业活动，使患者再次接受自己。病例二中的町田和病例三中的谷的年龄都恰好是对生活进行重新评价的转折时期，町田虽有性格不够成熟的一面，但实际上已年近50岁，这正是容易出现更年期迷茫的年龄。谷的孩子已经独立生活，怎样重新构筑自己新的生活，重新估价生活方式成了她新的课题。在抑郁症恢复过程中，要想重新构筑新的生活方式，就要自己接受自己，提高自信心，比如进行自我暗示说"自己能行，别人无法代替自己"，这也是住院治疗的一个重要课题。

抑郁症的一般治疗与森田疗法治疗是不同的。

抑郁症的一般治疗法都是用药物治疗，有的医院用运动、娱乐疗法治疗，但也是以休息为主。对于慢性抑郁症患者，不论什么时候都只是"休息"是不行的，休息以外怎么办才好呢？关于这一点，森田疗法有让患者再次投入生活的具体方法。森田疗法与一般治疗不同的是，有从卧床到轻作业、作业这样的治疗流程，治疗后期在确保休息的前提下，注重活动。

另一点不同的是，森田疗法不仅单纯注重消除症状，还会引导患者全方位地接受自己、肯定自己，提高自信心，最终达到改善思维模式的目的。

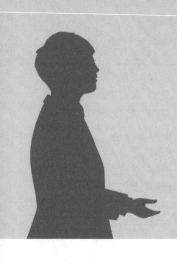

第五章
抑郁症复发的预防

一、抑郁症复发的原因

抑郁症是容易治疗的疾病，同时又是易于复发的疾病。初次患抑郁症，复发率为50%；再次发作后，再复发的比率更高。易于复发是抑郁症的特征之一。当然，抑郁症复发与患者的行为方式有很大关系。

（一）抑郁症患者很难吸取经验教训

正所谓"好了伤疤忘了痛"，抑郁症患者很难从之前的患病中汲取经验教训，这是抑郁症患者的共性。患病时患者会经历抑郁症状的困扰，一旦病好了，抑郁症状便会消失得无影无踪，很难在心中留下很深的痕迹。相反，在生活中遇到痛苦悲伤的事件时，其抑郁的体验更深刻。抑郁症患者在患病时很痛苦，好了以后，又会立即回归到以前的生活，拼命努力，这是复发的主要原因之一。

（二）体验的否认和过度的代偿

抑郁症复发的另外一个要因是心理上的否认和过度的代偿。人们谁都不希望有痛苦的事发生，即使发生了，也不愿意相信它，心理学上称之为"否认"。患过抑郁症的人，常常将自己的痛苦经历封存起来，不仅如此，还往往会拼命补偿耽误的工作、生活。例如，生病期间，因休病假而耽误了工作或受到领导不好的评价，病好之后，感到惭愧，感到对不起家人和单位的同事领导，于是又开始拼命工作，想把以前的损失补回来。这种过度代偿工作也是抑郁症复发的主要原因，而且与抑郁症反复发作形成恶性循环有密切关系。

二、预防抑郁症复发的措施

抑郁症复发的预防是有许多技巧的，做好防止复发的心理准备是非常重要的。抑郁症患者一定要注意做好预防复发的准备，记日记的方法对预防抑郁症复发非常有帮助。当患者经历了最低潮，开始向恢复期转变时，自己的体验是什么，医生是如何指导的，日记都有记录。抑郁症患者在病后阅读日记，可以回想起当时的经历，有利于防止复发。

（一）生活方式的微调整

为了防止抑郁症复发，病情好转的患者想办法深刻记住以前的体验是非常必要的。经常有患者询问，如果要防止抑郁症的复发，是否必须改变自己的性格。实际上没有这个必要，想完全改变性格也是不可能的，因为性格是稳定的，难以改变的。那如何是好呢？进行生活方式的微调整是一种不错的办法。

1.了解抑郁症的发病诱因

进行生活方式的微调整，首先要了解在什么情况下抑郁症易发作。例如，职务的升迁和工作的调动最易诱发情绪的变化；另外，工作内容发生明显变化时，身体健康出现问题时，亲人、配偶的生死离别等许多生活事件发生时，抑郁症也容易复发，必须事先做好思想准备。

2.人生的重心不要偏向某一领域

患者家属应分析抑郁症患者发病的诱因，对其平时的价值观有大致的了解。如果对患者而言，这样也行、那样也行的事出现时，很难诱发其抑郁症的发作。工作、健康、家庭对谁来说都很重要，但是，人的承受能力因人而异，有些人对其中某一项的承受能力特别脆弱，在这个领域出现的事件很容易诱发心理危机，可能导致其抑郁症的发作。

仔细分析一下抑郁症患者的生活方式，可以发现他们的共性是生活过度重视某一领域。概括地说，其人生的重心过分偏向某一领域。例如，以事业为中心的人，工作上、职称上的变化就最易诱发抑郁症；以家庭为中心的家庭妇女，为子女日夜操劳，和外界的人际交往很少，一旦子女独立，就容易罹患抑郁症。德国有学者认为，抑郁症患者中，一部分人有抑郁亲和的倾向，他们容易把自己封闭在某一领域，要么全部是工作，要么全部是家庭。这样一来生活便会失去平衡，人生的重心会发生过度偏移。如果能让患者认识到这一点，虽然不能彻底改变现状，但只要做部分调整，对预防抑郁症的复发就有重要作用。

具体地说，过分注重事业的人，在事业之外，应该确保一定的时间让自己感到充实，比如学生时代非常喜欢吉他，工作后没有时间去练习，那么抑郁症恢复后，开始继续练习吧。当然，没有什么爱好也没有关系，很久以来一直只和同事及上级打交道，心里很烦恼，不妨去找学生时代的朋友聊一聊。对一直从事家务劳动的家庭主妇来说，抑郁症恢复后，应把目光转向外界，去参加聚会，结交新朋友。当然，一切要顺其自然，不要勉强自己寻找爱好，不要勉强自己非要与邻近的人交往，否则会使自己备感压力。如果主妇能在外面找一份轻松的工作，既能对家庭经济有贡献，又能结交新的朋友，这是最好不过的事了。

3. 做自己喜欢做的事

长时间以来，在某些患者内心深处，既想试一试这个爱好，也想试一试那种爱好，但由于他一直认为自己应该这样做，不应该那样做，因此自己的爱好一直被封闭着。如果是这样的话，就把得抑郁症当作一个契机，从现在开始，把眼光投向自己的内心世界，和自己交流对话，询问一下自己到底喜欢什么，想干些什么，即使非常小的事也不要紧。例如，听听音乐，读一读喜欢的书，看看喜欢的电视节目。不是为了别人，也不是为了工作，而是为了自己的爱好，培养自己的爱好是非常重要的。干自己喜欢干的事，就像汽车里的减震装置一样，能吸收路面不平的冲击，起到缓冲作用。

在生活中，工作上的变化，家人的疾病和意外伤害，或与家人的生离死别是难以避免的。这些事发生后必然对自己的生活产生影响，对待这些事情要事先有思想准备，必须直面现实，只有这样才能使自己的心理具有弹性，才能沉着应对这些生活事件。

另外，当不可避免的事件出现后，需要花一定的时间来适应它，期望一开始就百分之百适应是不可能的。

（二）避免过度疲劳

有些人爱好本来就很多，为了消除生活压力，打网球、蹦迪……各种安排不断，但这样也会把自己累得精疲力竭，抑郁症也容易被诱发。心急吃不了热豆腐，好好休息是非常重要的，过度疲劳往往与抑郁症的发病有内在联系。

有些人对过度疲劳能敏感觉察，而有些人却非常迟钝。特别是某些执着性格的人，一旦热衷于某件事，就忘记了疲劳。还有一些患者处于轻躁狂状态时就不知疲倦，等他们感到疲劳时，实际上已经筋疲力尽了。这种情况下抑郁症的复发是难以避免的。因此，避免过度疲劳是预防抑郁症复发的必要措施。

例如，每月不管是否疲劳都主动休假一次，不管多忙，每天晚上10点必须回家。康复者应对这些具体规定毫不犹豫地坚决执行，养成良好习惯，不让自己陷入过度疲劳的困境。

即使本人对自己的过劳不易察觉，但家里人或身边的人可以感觉到，因此，不妨经常听一听家人和旁人的意见。

（三）记住抑郁症的早期症状

预防抑郁症复发的第三个措施是掌握抑郁症复发的早期症状。抑郁症的症状每次不一定完全相同，然而，掌握前次发病的早期症状是有很大帮助的。

在这里，为了帮助认清抑郁症复发的早期症状，将某医院的资料提供给大家参考。

医生：请描述一下自己发病早期或开始感觉自己不对劲时的主要感受。

患者A（男性）：突然间感到心跳、心悸、呼吸困难，非常焦虑不安，同时感到非常疲倦，记不清哪种症状先出现。

患者B（男性）：当时太多工作堆积如山，带回家也完成不了，每天大脑乱作一团，离不开工作。准备睡觉时已经是晚上一点了，全身冒汗，早上醒来感觉睡得不熟不深，到了单位头脑反应慢。

患者C（男性）：当时对工作上某件事非常担心，吃不好，睡不香，周末感到非常疲劳，起不了床。

医生：有学者认为，人的疲劳可分为三种：大脑的疲劳，身体的疲劳和人际关系的心累，C 先生是和哪一种接近呢？

患者 C：我觉得自己属于大脑的疲劳和人际关系的心累。

医生：一般地说，身体的疲劳容易恢复，大脑的疲劳和人际关系的心累恢复起来就要慢得多了。

患者 C：确实如此，感到非常心累，头重脚轻，肩酸背痛，四肢发麻，睡了一整天还不解乏。

患者 D（男性）：我当时正在开车，感觉手有些不听使唤了，可能是紧张的缘故吧，手脚发麻。晚上难以入睡，就医后服用安眠药也不管用，半夜总会醒来。

患者 E（女性）：我最早的症状是看报纸时不理解内容，看电视节目时大脑跟不上画面。而且，对楼上的声音非常敏感，稍微有些噪音时心脏就咚咚直跳。

患者 F（男性）：我得过多次抑郁症了，每次开始时感觉恶心想吐，而且半夜就醒了，再也睡不着。

患者 G（男性）：我最早的症状是头晕，严重到难以起床。到医院去看病，最先并没有被诊断为抑郁症，而是当成高血压治疗。尽管如此，我自己还在努力坚持工作，直到后来动不了啦！同时，我对邻居家的打气筒的声音非常敏感，而且经常为此失眠。

医生：是声音吵得睡不着，还是睡不着才对声音敏感？

患者 G：现在回想起来，是睡不着后对声音敏感。

综上所述，抑郁症开始的症状多种多样，身体的变化往往比情绪的变化更早，其共同点可以总结为以下 4 点：

· 睡眠状态的变化，如夜间早醒。

· 头重脚轻，肩酸背痛，易产生疲劳感。

· 焦虑、紧张、心悸等自主神经失调症状。

· 注意力难以集中，思维敏捷性下降。

一旦发现抑郁症的早期症状，首先应采取的措施是彻底休息 2~3 天。如果在早期能够得到充分的休息，多数人可能会恢复健康，不会继续发展为抑郁症。如果休息后恢复效果不明显，应该同时立即服用抗抑郁药。所以，手头最好准备一周左右的药量。如果症状继续发展，应尽早去就诊。

（四）恢复期用药注意事项

当抑郁症患者处于恢复期时，多数人都想停止服药。一些人认为，停止服药就意味着远离了抑郁症。然而，抑郁症与感冒不同，虽然感到自己已经好转了，但是很大程度上是由药物支撑着的。换句话说，好转的根基还不稳，如果过早停药，复发的概率会大大提高。

关于何时可以停药，一般认为，患者感觉完全恢复后，慢慢减量，继续服药至少半年，尽量到一年左右完全停药为好。有研究发现，一年左右完全停药，复发的概率可以降到10%~15%。反复发作的患者应长期服用少量的抗抑郁药，至少服用一年以上。

许多患者非常关心副作用的问题，的确，任何药物都有副作用，所以，应该考虑长期服用药物的好处和不利之处。例如，每年发作三次，身受痛苦的人，为了预防复发，长期服药的优点肯定多；反之，如果好几年复发一次，为了预防复发，长期服药的副作用肯定多。因此，在停药的情况下，如果发现有抑郁症复发的早期征兆，再开始服药是比较实际的。

（五）参加自助组织活动

为了防止抑郁症的反复发作，动员抑郁症患者及已康复者们参加由具有同样痛苦经历的人组织的集体活动是非常必要的。一个人会非常孤立，而与同伴一起活动可预防抑郁症复发。据我所知，在日本，有两种此类组织，一是生活发现会，另一个是抑郁症自助会。生活发现会在前面已介绍过，在此不再赘述。抑郁症自助会最早是由东京町田市民医院的住院患者自发形成的组织，成立于1987年，我曾以观察员身份参加。两个组织的共同点是不与抑郁症抗争，以森田养生的观点为基础进行经验交流，相互促进。在这个组织中，医生或心理医生原来都是患者，在自己患病经历的基础上，运用知识和技巧为烦恼的患者提供帮助。由于他们特别的经历，具有与我们医生不同的视点，他们的建议更有说服力。患者治愈后，又去帮助其他人，这对预防抑郁症的复发有明显的积极作用。

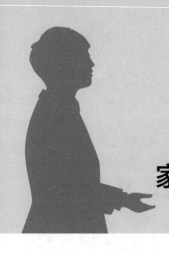

第六章
家人如何与患者相处？

正如本书中反复强调的，抑郁症是一种无法用仪器检测的疾病，患者本人难以发觉，因此患者家人应对此类疾病有较为全面的了解，以帮助患者度过人生的这段低潮期。但如何应对抑郁症患者呢？具体行动起来是很困难的，常常会让人感到迷惑。因此，本章专门介绍了有关抑郁症患者家人应采取的应对方法。

一、家人容易陷入的不良行为模式

（一）家人与抑郁症患者交流障碍的恶性循环

虽然也听说过抑郁症的病名，但多数人对抑郁症的实质是不清楚的，一旦家里有人得了抑郁症，他们往往按自己的经历（以前也经历过情绪低落，但属于正常范围）进行类推，为患者打气鼓劲。我们医生的观点是，情绪转换对抑郁症治疗是无效的。换句话说，比如旅行之类是不能让抑郁症患者情绪好转的。家人往往按自己的想象，很容易强劝患者去旅行，强制他去努力战胜自己。实际上训斥或激励不能帮助患者恢复，反而会起反作用，因为抑郁症患者是不可能按家人期待的那样去积极行动的，也不可能取得好的效果。于是，有些患者就会再想别的方法，比如让他去看电影，或叫朋友来家里聚会，一般也无好转的迹象。时间久了，家人慢慢会有一种无力感，会感到有些焦虑，甚至有些人会感到非常气愤，责难起患者来："快乐是你自己的事，谁也帮不了你，别那么没出息！"或慢慢感到烦躁、失望，渐渐对患者变得漠不关心，甚至认为这个人很无用。

家人的这种态度，加之症状的反复发作，会使患者的无力感逐渐增加，慢慢地会丧失干工作、干家务的能力，精神颓废，闭门不出，对家人漠不关心，最后连话也懒得说了。例如，孩子取得了好成绩，他无动于衷，连问都不问，好像与自己没关系。患者到了这种状态，有的家人会认为他整天唉声叹气，只知道关心自己，对别人一点儿也不关心，太自私了。另外，不管男性或女性，患抑郁症后，性欲减退，本来这是疾病的症状之一，可家人不能理解，会产生"他对自己不感兴趣"的误解。更关键的是，患者症状反复发作，慢性迁延，长期闭门不出，和家人的交流越来越少，慢慢也会催生出家人的无力感。如此一来，便陷入了患者和家人负面情绪之间的恶性循环中。当然，这不是谁的错，谁也不能埋怨，这是抑郁症患者家庭最易陷入的一种不良行为模式。

（二）家人对慢性抑郁症患者的反应

关于家人对慢性抑郁症患者的反应，有以下几种容易形成的模式。

1. 高情绪表达（EE）家人及其应对方法

所谓 EE，是 Expressed Emotion 的简写，可翻译成"情绪表达"。EE 的概念是英国学者研究关于精神分裂症患者在哪种家庭中容易复发时最早提出的。研究发现，对处于恢复期的精神分裂症患者，家人干涉的多少对复发有明显影响。家人对患者过多的干涉，尤其是批评指责，会使患者的复发率明显增高。现在这个结论已得到世界各国学者的认同。利用这些研究成果，对精神分裂症患者的家人进行教育，如果家人感情行为改变，对患者的批评指责减少，精神分裂症的复发率就会明显下降。这项研究的成功，使人们把有关 EE 的研究转向了抑郁症。调查发现，抑郁症 9 个月内复发的可能性与家人的 EE 水平有关。抑郁症患者处在 EE 水平高的家庭比处在 EE 水平低的家庭的复发率高3 倍多。

EE 高水平的配偶，有必要重新认识抑郁症发病过程的特点和康复的规律，了解尊重患者自发性行动的重要性。然而，很多时候，高情绪表达的家人都是本着关心患者，为患者着想的目的，认为也许这样做会对患者有利，所以如果医生直接对家属说，"你这样的态度会让患者病情恶化"或"你这样的态度会妨碍疾病的康复"，这必然会损伤患者家属的自尊心，也会挫败他们对患者的热情，他们会由此感到伤心、失望，所以，医生应委婉地给家属说明这一点。

2. 过度保护家庭及其应对方法

家庭成员对患者过度保护的情况也是很常见的。例如，丈夫得了抑郁症，妻子关怀备至，像他的母亲一样；妻子得了抑郁症，丈夫关怀备至，变成了父女的关系；或者有些孩子变成了患者父母的角色。以上都是慢性抑郁症患者家人很容易形成的几种过度保护模式。在日本，如果丈夫得了抑郁症，丈夫起不到丈夫作用，妻子为了不让家庭出现裂痕，很容易这样考虑："干脆把他当孩子一样看待算了。"或者觉得这个家是靠不住他了，以后什么都得靠自己承担了。这样一来，不知不觉自己就变成了患者父母的角色。

过度保护家庭要比高 EE 家庭好一些，但是，这种情况下慢性抑郁症患者容易产生生活上的被动依赖，很难恢复正确的自我评价。对待抑郁症患者，在不伤害其自尊心的情况下，帮助其恢复正确的自我评价是极其重要的。比如，在妻子过度保护的情况下，家里的一切大事都由妻子决定，丈夫的自尊心会被损害，恢复正确的自我评价也会越来越困难，这对其康复是不利的。

当抑郁症患者的病情有一定程度恢复的时候，家中的事情应和患者商量后再决定，和患者商量是家庭成员对患者表示尊重的一种方式。休病假期间，在患者能适当活动的情况下，不要让患者急于工作，而是让他适当帮忙做点家务事，比如医生可以对患者妻子提出建议："在病重时你的高度关心护理可是帮了大忙，现在是恢复期，你还是慢慢回到妻子的立场，让他慢慢承担起丈夫的义务和责任吧。"

3. 漠不关心的家人及其应对方法

还有一类家人，对患者的病情漠不关心，对其治疗也不协助。比如妻子得了抑郁症，丈夫仍然忙于工作，对妻子的病情不闻不问。对这样的家人，医生很容易进行批评指责，但换一种角度，应看到这种表现的内在原因是无力感问题。这类家人也许开始时也尝试做了各种努力，但都无济于事，最后变得灰心丧气，慢慢便变得漠不关心了。

对待这种家人，首先应向他们强调："一个人患抑郁症，你们一家都受累了。从现在开始，再在治疗上协作一点，患者可能会向好的方面发展。"并鼓励他们，再加把油，全家一起共同努力，会大有希望的。

相反地，如果一味地指责，家人则可能会离患者越来越远。

（三）患者的家庭角色与家人的期望存在较大落差

患者在患病期间，其家庭角色及其能力常常与家人的期望存在很大的落差。例如，休病假期间闲居在家，什么都懒得干，自己认为休息是第一位的，可家人常想，虽说病了，可看上去好好的，什么也不干，还唉声叹气的。

也有相反的情况，身体情况感觉特别差的时候，本人会认为自己应该为家人做点什么，可家里人已经全都干了，于是就感到自己是个无用之人，常常自责，有负罪感。在这种情况下，患者应该和家人商量，参与干一些力所能及的小事，避免感到自责、认为自己是个无用之人。家人在知晓患者意图后，也应该根据具体情况适当让患者干点小事。

二、发病初期的注意事项

（一）坦率交流

家人和患者的坦率交流非常必要。在发病早期，当家人怀疑患者得了抑郁症时，应首先查阅有关抑郁症的资料，获取相关知识。发现抑郁症的可能性很大时，应立即与患者进行沟通，但一定要注意交流的方式。如果以肯定的语气说："你得了抑郁症了。"一般而言患者会立即否认。所以，委婉的提问就显得非常重要。比如："你最近的状态好像有些异常，不像简单的疲劳，看上去有些严重。"患者往往以单位的事情很复杂，或为小孩的事伤脑筋来解释。接着，不仅仅要问他的情绪是否低落，还要询问睡眠和食欲情况，以及精力怎么样。最好和患者一起按抑郁症的症状清单对照检查，如果吻合度高，患者会恍然大悟："啊，原来是这样，确实像是抑郁症。"

（二）奉劝患者立即就诊

一旦怀疑患者患上了抑郁症，应立即奉劝患者去精神科就诊。

在抑郁症状态下，患者的决断能力低下，对该不该去就诊下不了决心。在家人积极建议下，多数人会听从劝告及时就诊。也有一些患者非常固执，坚决不就医，这时候如果家人再肯定地说他得了抑郁症，患者会坚决否认。这时候，应该避开话题，建议患者："你很疲劳，睡眠不好，先吃点安眠药好好睡一觉吧。"患者在充分休息后如果仍然感到很痛苦，这时再建议他就诊，他就不会反对了。

如果患者症状特别严重但又特别固执时，强行带患者去医院就诊是必要的。

三、极期的注意事项

家人了解患者康复过程的特征，以及如何与处于疗养状态的患者相处是非常重要的。

（一）极期的一般应对方法

处于极期的患者，休息是最重要的。了解了这一点，对如何避免促使患者行动，不要激励或训斥患者都有重要意义。患者沉默寡言，懒得说话时，应避免勉强与患者交流。但也应尽量让患者感受到，家人就在身边，时刻期待着他早日康复，让患者始终有一种安全感。在此期间，有些患者不按时服药，悲观地认为，服了药也没有用处；或经常一个人发呆，慢慢地忘了服药。家人应密切观察患者状态，及时提醒其按时服药。

（二）预防自杀

在这一时期，自杀是必须引起注意的重要事项。一旦患者暗示或流露出要自杀的念头，与患者讨论有关自杀的话题是难以避免的。首先应耐心倾听患者的想法，然后简单扼要地向患者强调家人的看法。

例如，当发现患者自言自语"还不如死了的好"，或流露出外出时想从什么地方跳下去的念头时，家人不要惊慌失措，不要用诸如此类的话来训斥患者："你有这种想法真是混蛋，对得起家人的期望吗？"因为这样不但没有任何作用，反而会让患者感到不能被家人理解，真的不如死了好，会变得更加悲观了。

面对患者的自杀念头，家人应沉着冷静，耐心倾听是什么原因让患者产生了这种想法，尽量让患者用语言表达出自己的内心体验，家人应对其痛苦表示理解，向患者清楚地传达自杀对家人的恶劣影响。这个时候，可以尝试这样劝说患者："听医生说，患抑郁症时，特别痛苦，难以想象地悲观，挺过了这段时期，一切都会变好的。看着你难受，我们也不好受。但是，千万不要自杀，因为你是我们家不可缺少的，如果你自杀了，我们也都活不下去了。你活着对我们这个家是至关重要的。"

另外，发现患者有自杀的言行时应立即和主治医生联系，尽早就诊。

四、恢复期的注意事项

进入恢复期后，家人应了解恢复的过程，知晓应该采用的疗养方法。以下三点是恢复期需要特别注意的。

（一）病情时好时坏，一进一退

在恢复期，患者病情时好时坏，一进一退。患者虽然也听说有这种特点，可是实际上，当症状稍微好转后又加重时，自己还是会感到非常沮丧。此时，家人应尝试安慰："听说恢复期总是时好时坏，一进一退，果真如此，这可是恢复期的特征哟！"这种安慰对患者帮助很大，会帮助他正确理解自己现在的状态，增强信心。

在这一时期，不要催促患者积极活动，只能耐心等待患者慢慢地恢复，任何勉强的行为都会起反作用。如果患者在家里待烦了，想出去活动时，就热心搭腔："好吧，我也正想散步呢，一块出去走一走吧。"患者如果是家庭妇女，家人应该尽量多承担一些家务，让患者充分休息。患者可以适当干一些家务，但要避免过度疲劳。

（二）不要期待情绪能够转换

抑郁症患者的家人常常想，换一换环境患者也许会好转，例如带着患者去旅游或逛街购物等。如果患者处于恢复期，身体状态允许，这样也是可行的。这时候的计划应安排得比平常的轻松些，而且要有心理准备，即患者旅行后情绪可能没有任何变化。家人希望通过旅行让患者得到情绪转换，实际上，环境的变化是不能让患者情绪有效转换的。患者无论做什么，脸上都可能是闷闷不乐的表情，家人要理解这种状态，这就是抑郁症的特点。

随着病情的好转，在与医生协商后，根据恢复的程度，逐渐地让患者从事一些力所能及的家务活，如照顾小孩等。让患者有意识地逐渐恢复自己原来的家庭角色，但不要急于复归社会。本人如果急于去单位上班，家人应尝试劝患者："现在还为时过早，不要勉强自己，等再过一段时间，好彻底了，再慢慢去适应。"

总之，家属和患者要了解抑郁症恢复过程的规律，顺其自然，不能勉强蛮干。

（三）注意家人的心理健康

家人常常为了照顾抑郁症患者会做出很大的牺牲，一旦家里有人得了抑郁症，不仅仅对本人，对整个家庭都是重大事件。抑郁症患者长期患病，照顾的人慢慢也会感到筋疲力尽。有的夫妇一方得了病，另一方全力照顾，等患者快康复了，照顾者却疲劳累积，特别是紧张的神经一下子松弛下来，不知不觉自己也会患上抑郁症。如此夫妇交互发作，便会形成恶性循环。或者一方长期患病，另一方在看护的过程中也陷入了抑郁症的泥潭。为了避免以上的困境，家人应注意自己的心理健康，适当休息，做好劳逸结合。

最后要强调的是，家人是抑郁症患者康复坚强有力的后盾，家人一定要充分理解患者，创造理想的有利于抑郁症患者的养生环境，这对患者是至关重要的。

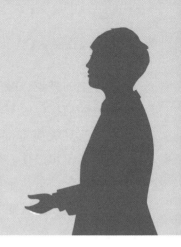

第七章
抑郁症的药物治疗

　　抗抑郁药是一类主要治疗情绪低落、心情郁郁寡欢、悲观、消极的药物，用药后可以使精神振奋，提高情绪，增强思维能力，使精力好转。药物治疗抑郁症是较常用的一种方法，这类药物有许多种，20世纪50年代初期，第一代抗抑郁药单胺氧化酶抑制剂（MAOI）诞生，之后陆续出现了第二代抗抑郁药三环类抗抑郁药，如丙咪嗪、阿米替林、多虑平等，尤其在20世纪80年代以后开发的选择性5-羟色胺再摄取抑制剂（SSRI），如氟西汀、舍曲林等，以其安全、有效、副作用小而受到医生和患者的青睐。

　　根据化学结构的不同，抗抑郁药大致分为三类：单胺氧化酶抑制剂、三环类抗抑郁药及杂环类抗抑郁药。

　　单胺氧化酶抑制剂是最早研发出来的抗抑郁药，当时被广泛应用，有一定的疗效，之后因其毒副作用较大，很快被三环类抗抑郁药所取代。近年来，由于发现三环类抗抑郁药也有一些缺点，而且有一些难治性抑郁症患者应用三环类抗抑郁药的疗效不佳，于是研究者们又开始对单胺氧化酶抑制剂重新加以评价及研制。

　　单胺氧化酶抑制剂（MAOI）如苯乙肼，总体疗效与三环类抗抑郁药相似或略低，对非典型抑郁症（伴有嗜睡、激越、焦虑、阻滞症状不明显等）疗效较佳，服用三环类抗抑郁药（TCA）无效的患者用此药可能有效。单胺氧化酶抑制剂的适应证：非内源性抑郁，具有恐惧、疑病、强迫症状的非典型抑郁症。对于应用三环类抗抑郁药效果不好的抑郁症患者，换用此类药物之后症状有可能获得改善。此类药物能改善患者的情绪，提高其对事物的兴趣，减轻焦虑、紧张、不安，增加活动兴趣等，但对各种躯体不适的症状疗效不明显。

三环类抗抑郁药（TCA）是当前应用最广泛的抗抑郁首选药。此类药物不仅可以使心情振奋，亦有镇静作用，对失眠症状有治疗作用。三环类抗抑郁药适用于各种抑郁症，而且对惊恐发作、强迫状态、贪食症、儿童多动症及遗尿症等也有一定疗效。三环类抗抑郁药对抑郁症治疗的总有效率约为 70%，但起效时间较慢，一般 1~2 周开始起效，2~3 周达到最佳疗效。若治疗 4~6 周后仍无效，则可判定此药对该患者无效，应考虑换用其他抗抑郁药。需注意，该药副作用先于疗效出现，因此在治疗开始前要反复告诫患者，一定要坚持服药，坚持一段时间后才能发挥疗效，否则大多数患者服药 2~3 天后因感觉不到疗效，同时副作用明显而停药，会致使疾病得不到有效治疗。

第三代抗抑郁药，即选择性 5- 羟色胺再摄取抑制剂（SSRI），如氟西汀、舍曲林、帕罗西汀、氟伏沙明等，疗效与 TCA 相当，具有肯定的抗抑郁作用，且副作用较轻，仅表现为轻度的胃肠反应，患者大多都可耐受。目前此药被认为是安全、有效、副反应轻的抗抑郁药，已逐步代替三环类抗抑郁药成为临床治疗抑郁症的首选药物。

此类药物及三环类药物均不能与单胺氧化酶抑制剂合用，如需服用单胺氧化酶抑制剂时，要停 SSRI 类药至少 2 周以上，氟西汀则需停 5~7 周。

除以上三类抗抑郁药之外，有些抗精神病药也有抗抑郁、抗焦虑作用，也会被用来作为抑郁症及焦虑症的辅助治疗药物，特别是针对精神分裂症后抑郁，应用这些药物可起到抗抑郁和治疗精神病症状的双重作用，一举两得。常用的药物有舒必利、氯普噻吨和硫利达嗪等。

以下对各类抗抑郁药的特点进行详细介绍。

一、三环类抗抑郁药和其他

（一）非选择性单胺再摄取抑制剂

20 世纪 50 年代，第一个有抗抑郁效应的三环类抗抑郁药 （TCA）丙咪嗪问世，开了抑郁症药物治疗的先河。丙咪嗪的同系化合物还有氯丙咪嗪等，与另一类抗抑郁药单胺氧化酶抑制剂（MAOI）一起又称为第一代抗抑郁药。TCA 有如下缺点：①约 30% 患者疗效不佳；②有明显抗胆碱能不良反应，很多患者因不能耐受从而降低了治疗依从性；③有心脏毒性，服用过量时会危及生命；④起效慢，一般需 2 周以上。近年来抗抑郁新药研制迅速，疗效与 TCA 相近，不良反应明显减少。第二代抗抑郁药，如马普替林、米氮平等因具有四环结构，故也称四环抗抑郁药。第二代抗抑郁药多有阻滞去甲肾上腺素（NE）或 5- 羟色胺（5-HT）再摄取作用。还有一部分阻滞 NE 或 5-HT 再摄取的作用较弱，甚至有完全不同的药理作用，如安非他酮、米氮平、奈法唑酮和万拉法新。此外，最近开发的选择性抑制单胺氧化酶不同亚型活性的 MAOI，也属于第二代抗抑郁药。

【作用与用途】

TCA 对中枢有广泛作用。TCA 和 MAOI 治疗抑郁症效果显著，这些药物都影响大脑的 NE 和 5-HT 受体。第一代 TCA 缺乏选择性，而新一代 TCA 选择性较明显，如米氮平为突触前 α2 受体激动剂，马普替林相对于选择性抑制 NE 再摄取。TCA 还能激动肾上腺素能受体，其起作用时间与临床起效时间一致。TCA 对 5-HT1 受体也有激动作用，并有很强的阻滞 5-HT2A 受体作用。TCA 对脑的其他受体也有影响，如 TCA 的抗胆碱能副反应产生阿托品样效应，如口干、便秘和视物模糊等。阻滞 H1 组胺受体可以引起镇静、嗜睡和体重增加。阻滞 α1 受体可引起直立性低血压、反射性心动过速和头晕。TCA 过量导致的死亡常是奎尼丁样效应产生继发性心律失常所致。TCA 用于治疗各种抑郁症，但对不典型抑郁症和精神病性抑郁症疗效欠佳。氯丙咪嗪对强迫症有较好疗效，但须维持治疗。TCA 也可用于治疗慢性疼痛，其中丙咪嗪也用于治疗儿童遗尿症和注意力缺陷综合征。

【不良反应】

（1）常见为抗胆碱能副反应。初期剂量小时可见口干、便秘、视物模糊、手颤和心动过速等副反应，随剂量加大会更明显。多数不良反应症状会逐步减轻，只有少数症状会加重，如严重便秘、排尿困难或尿潴留、眼压增高等，此时须减量或考虑换药。

（2）阻滞 α1 受体，可引起反射性心动过速、直立性低血压及头晕等反应。

（3）阻滞组胺 1 型（H1）受体，主要引起过度镇静和体重增加。

（4）神经系统症状有：①有异常感觉，如肢体麻木或针刺感；②肌肉颤动；③癫痫发作。

（5）用量过大、增量过快易使老年患者发生谵妄，这与 TCA 抗胆碱能作用有关；丙咪嗪更易引发焦虑和激越；偶尔可引起幻视和精神症状恶化。

（6）TCA 有奎尼丁样作用，对心脏影响明显，可出现体位性低血压、心动过速、传导阻滞、心律失常及心搏骤停等。因此，心脏病患者应慎用。

（7）偶见骨髓抑制、粒细胞减少或缺乏、紫癜、血小板减少及贫血等副反应。

（8）性功能障碍，如性欲减退、阳痿、射精延迟或抑制、性快感缺失等。

（9）皮肤不良反应约 2%，可为麻疹样皮疹、荨麻疹、过敏性皮炎、多形性糜烂性红斑和血管神经性水肿等。

（10）TCA 过量的急性中毒表现与其药理作用有关。例如，抗胆碱能效应可引起的周围反应为瞳孔放大、心动过速、尿潴留和肠鸣音减低；中枢反应为谵妄、不同程度的昏迷、呼吸抑制、体温过低、反射亢进和抽搐。传导阻滞可能是死亡的主要原因。

【禁忌证】

心脏病，如心绞痛、心肌梗死、心力衰竭；中枢抑制或昏迷；癫痫；严重肝、肾疾病；青光眼；前列腺增生；孕妇和老人慎用。

【注意事项】

（1）药物的相互作用：

·TCA 在肝脏由 CYP 酶代谢，能抑制此酶的药物，如选择性 5- 羟色胺再摄取抑制剂（SSRI）、吩噻嗪类可减慢 TCA 的代谢，提高其血药浓度；能诱导此酶的药物（如巴比妥类药物、酒精、避孕药等）可加强 TCA 的代谢，降低 TCA 的血药浓度。

·TCA 阻滞突触 NE 再摄取，使可利用的单胺增加，再摄入拟交

感神经药物有可能产生严重高血压、体温升高和心动过速。因此，服用
TCA 的患者并用麻黄素等拟交感神经药时须谨慎。

· 抗高血压药胍乙啶、甲基多巴和利血平等可增强 TCA 的低血压效应。

· 抗胆碱能药与 TCA 并用使抗胆碱能效应更明显。

· TCA 可增强酒精的效应。

（2）TCA 治疗初期有诱发躁狂或轻躁狂的可能。

（3）心血管病、闭角型青光眼、尿潴留史及甲状腺疾病患者须慎用；
TCA 过量服用时会危及生命，因此须防止患者服药自杀。

（二）丙咪嗪

【药代动力学】

口服易吸收，血浆蛋白结合率为 90%。由肝脏 CYP1A2、2C、2D6
和 3A4 等代谢，生成活性代谢产物与原药均可通过血脑屏障（BBB）、
胎盘屏障，并从乳汁中排泄。本药 70% 通过尿液排泄。

【作用与用途】

NE/5-HT 再摄取抑制剂，主要阻滞突触前膜对 NE 再摄取，以及阻
滞 M- 能受体、H1 受体和 α1 受体；前者可能与抗抑郁作用有关，后者
可能是产生副反应的原因。主要用于治疗各种抑郁，尤以内源性抑郁症疗
效较好，但疗效出现较慢，需 7~10 天。亦可用于小儿遗尿症、注意力缺
陷综合征、关节炎的疼痛、神经痛、惊恐发作、恐惧症及强迫症。

【不良反应】

可引起口干、多汗、便秘、视力模糊、尿潴留、麻痹性肠梗阻、心电
图改变如心律失常或心肌损害等。少数患者可出现过敏反应，亦可诱发躁
狂症发作，偶尔会导致癫痫发作。孕妇服用可引起新生儿畸形，故应禁用。
患有严重心、肝、肾疾病者，癫痫患者禁用。老年、青光眼、高血压、前
列腺增生患者慎用。不宜与 MAOI、抗胆碱能药、升压药并用。

（三）氯丙咪嗪

【作用与用途】

5-HT/NE 再摄取抑制剂，主要抑制突触前膜对 5-HT 再摄取。适
用于各种抑郁症和抑郁状态，也是强迫症的首选药物。某些严重抑郁症患

者开始使用此药时可静脉点滴，显效后再口服维持。也可用于恐惧症、焦虑症、惊恐发作、慢性疼痛等。

【不良反应与禁忌证】

常见口干、眩晕、疲倦、视力模糊、便秘、直立性低血压、排尿困难等。少数患者会有心律不齐，传导阻滞，心电图改变。偶有一过性肝脏功能损害，皮肤过敏反应。循环系统障碍、淋巴结肿大、青光眼、前列腺增生等患者忌用。不宜与单胺氧化酶抑制剂（MAOI）并用。

（四）阿米替林

【作用与用途】

突触前 NE/5-HT 再摄取抑制剂，有抗抑郁及镇静作用，可提高抑郁症患者情绪，改善思维迟缓、行动迟缓及食欲不振等症状。适用于各种抑郁症，对抑郁症伴有失眠者效果良好。亦可用于儿童遗尿症、消化道溃疡、肌紧张性头痛、顽固性呃逆等。

【不良反应与禁忌证】

常见口干、嗜睡、眩晕、便秘、排尿困难、视力模糊、心悸或心律失常，偶见直立性低血压、迟发性运动障碍及肝功能损害。严重心脏病、青光眼、前列腺增生及尿潴留患者禁用。不宜与 MAOI 并用。

（五）多塞平

【作用与用途】

NE 再摄取抑制剂，有抗焦虑、抗抑郁作用。适用于各种抑郁症及各类焦虑抑郁状态，对酒精所致精神障碍和神经症也有效，也可用于戒烟。

【不良反应与禁忌证】

偶有疲倦、口干、便秘、视力模糊等副反应。青光眼、排尿困难者忌用，儿童慎用。不宜与 MAOI、抗胆碱药并用。

二、四环类抗抑郁药

（一）米氮平（米塔扎平，瑞美隆）

【作用与用途】

突触前 α2 受体激动剂与 NE/5-HT 能抗抑郁药（NaSSA），可阻

滞 α2 受体，因而具有 NE/5-HT 能系统的继发作用，可增加 NE 和 5-HT 递质，造成 NE/5-HT 神经传递脱抑制。又通过选择性阻滞突触后 5-HT2 和 5-HT3 受体，使其作用机制转成如奈法唑酮的其他 5-HT2 拮抗剂型，并对 5-HT 系统的作用具有较高选择性。临床使用于抑郁症、焦虑症和失眠。

【不良反应与禁忌证】

米氮平不但阻断 5-HT 受体亚型 5-HT2A、5-HT2C、5-HT3，也阻断 α2 受体，增加 NE 能和 5-HT 能活性和作用的特异性。TCA 常见的不良反应有口干、嗜睡和便秘等，以及 SSRI 的副反应，如胃肠道紊乱、失眠和性功能低下（较少见）。米氮平具有强烈的抗组胺作用，所以会导致体重增加，有过度镇静等副作用，较少引起胃肠不适。米氮平服用过量时也是比较安全的。

（二）马普替林

【作用与用途】

NE 再摄取抑制剂，主要抑制突触前 NE 再摄取，抗抑郁作用强，也有中度抗胆碱及镇静安定作用。用于各种抑郁症及以焦虑、烦躁为特征的其他抑郁障碍，尤其对内源性抑郁症效果较好，对分裂症的抑郁状态亦有效。

【不良反应与禁忌证】

主要有口干、乏力、视力模糊、睡眠障碍等，偶有暂时性血压下降和心动过速。肝、肾功能损害，青光眼，排尿困难，心功能不全，皮肤过敏，癫痫患者慎用，孕妇及哺乳妇女忌用。偶尔能降低胍乙啶等肾上腺素能神经节阻滞剂的降压作用。因可增强 NE、肾上腺素、中枢抑制剂和抗胆碱能药的心血管效应，故与其他药物并用时应谨慎。禁止并用 MAOI。

三、二环类抗抑郁药

（一）曲唑酮

【作用与用途】

三唑吡啶类抗抑郁药，有 5-HT 和 NE 再摄取阻滞作用，对 5-HT2 突触后受体的阻断作用强，抑制 NE 再摄取的作用较弱，对多巴胺（DA）、组胺受体没有作用，抗胆碱能作用轻微。曲唑酮的抗抑郁、镇静作用较明显，对抑郁症、分裂情感性精神障碍抑郁型均有抗抑郁作用。针对睡眠障碍、烦躁不安、易疲劳、自杀观念等症状效果也较好。

【不良反应】

可有困倦、头晕、头痛、乏力、震颤、口干、便秘、恶心、呕吐、直立性低血压、心律失常、痛性阴茎勃起等。偶有皮疹，粒细胞减少。

四、单环类抗抑郁药

（一）万拉法新
【作用与用途】

抑制 NE/5-HT 再摄取的抗抑郁药，抗抑郁作用与丙咪嗪相当，是较弱的 CYP2D6 酶抑制剂。起效较快（4 天到 1 周），主要用于抑郁症，也可用于强迫症或惊恐发作。

【不良反应】

不良反应较 TCA 轻，可引发恶心、性功能减退、血压升高等副反应。万拉法新与单胺氧化酶抑制剂合用，有可能发生 5- 羟色胺综合征，所以禁止并用。

（二）丁胺苯丙酮
【作用与用途】

作用机制不清楚，可能与 NE 和 DA 再摄取阻滞作用有关，研究提示中枢某些脑区的 DA 功能过度下调，可导致精神运动迟滞、快感缺乏、认知缓慢、注意力缺陷、假性痴呆和癫痫发作。对 5-HT 能神经元的再摄取仅有微弱影响。抗抑郁效能与 TCA 相当，还可用于注意力缺陷障碍。

【不良反应】

不良反应与阻滞 NE 能作用有关，包括过度兴奋、激动、失眠或恶心等。由于没有 SSRI 的不良反应如性功能障碍等，当 SSRI 疗效欠佳或患者因性功能障碍而苦恼时，万拉法新可成为替代药物。

（三）选择性 5- 羟色胺再摄取抑制剂（SSRI）
常用的 SSRI 为氟西汀、帕罗西汀、氟伏沙明、舍曲林、西酞普兰。

【作用与用途】

多数患者应用低剂量治疗就能使 70%~80% 的 5-HT 再摄取受阻，这也是 SSRI 奏效所必需的。各种 SSRI 具有下述相似性：①剂量效应曲线很平坦；②氟西汀和帕罗西汀 20MG/D、舍曲林 50MG/D、西酞普兰 40MG/D，阻滞 5-HT 再摄取的作用强度相似（60%~80%），且疗效也相似；③用于预防抑郁症恶化复发的维持治疗时，疗效相似；④与 TCA 相比，副反应轻而少。目前 SSRI 已用于治疗抑郁症、强迫症、焦虑症、慢性疼痛、神经性贪食与早泄等。实际上迄今为止精神药物的治疗性质均为对症治疗，而不是对因治疗，因此，患者如有抑郁症状或强迫症状时，均可试用 SSRI。但应指出，考虑到学界对 SSRI 与其他药物的相互作用了解还不够深入，对文献报道较少者，应在密切观察下慎用。SSRI 因为安全、有效，副反应较轻而少，有利于应用在社区精神障碍防治中。应用氟西汀、帕罗西汀，或舍曲林预防抑郁症复发，维持用药约 1 年的研究发现，药物组与空白对照组相比，复发率要低 30% 左右。SSRI 也越来越广泛地被其他非精神科医生用于抑郁症状明显的各种躯体疾病（如各种慢性疼痛、神经性头痛、癌肿、更年期综合征、胃肠神经症等）。应用时要注意：①开始剂量要小，增量要慢，以氟西汀为例，开始用 10MG/D，在用药 1 周后（必要时隔 1 周），增加 10MG/D。②用药要遵循个性化原则，要逐步确定适合每位具体患者的剂量。

【不良作用与禁忌证】

SSRI 的副作用发生率与剂量呈正相关。SSRI 增量过快能过度激活 5-HT 能系统，产生失眠、恶心、腹泻、性功能障碍等副反应。SSRI 有时能诱发轻躁狂，大剂量可诱发癫痫。SSRI 不能与 MAOI 并用。

【注意事项】

（1）SSRI 的血药浓度在老年人群中比在年轻人中要高 50%~100%。由于老年人并用其他药物的可能性较大，因此更应注意药物对 CYP 酶影响所产生的药物相互作用。

（2）SSRI 的终极代谢产物多经尿路排泄，因此心、肝、肾等脏器病损可影响药物及代谢产物的血药浓度和清除。肝硬化患者单次服用 SSRI 后，几乎所有 SSRI 的药物半衰期都会延长一倍，尤其老年患者血药浓度更高。为安全起见，有脏器疾病者、老年患者使用 SSRI 时应遵医嘱适当减量。

（3）SSRI 有很高的治疗安全指数（为药物中毒剂量／药物治疗量），已有较多报道指出患者应用过量（至少为每种 SSRI 治疗量的 5 倍），也没有明显的心律失常、血压改变、抽搐、昏迷和呼吸抑制等。

（4）服用过量 SSRI 时，常见的症状为恶心、呕吐，其次为兴奋、躁狂发作、烦躁不安。一旦发现患者服药过量应及时请医生处理。

（四）氟西汀（百忧解）

【作用与用途】

为应用最广泛的 SSRI，多个双盲对照研究证明抗抑郁作用与三环、四环抗抑郁药相当，不良反应轻微。一般在治疗 1 周后起效，2~4 周患者症状显著改善。因其药物半衰期长，一旦达到稳态血药浓度后，即使偶有漏服亦影响不大，停药时亦可较快减量。用于各型抑郁症，因不良反应轻微，尤适用于器质性疾病伴有的抑郁症状及老年期抑郁症。也用于治疗分裂症后抑郁，神经性贪食、减肥，也可作为戒烟的辅助治疗。

【不良反应】

不良反应较轻。早期常见恶心、失眠、头痛、口干、出汗、视物模糊、焦虑、震颤等，这些反应通常较轻，且多在开始治疗几周内消失。大剂量服用可诱发癫痫，有时能诱发轻躁狂。无 TCA 的抗胆碱能及心血管系统的不良反应，这也使得此药的安全性大为提高。

（五）帕罗西汀

【作用与用途】

为苯基哌啶类 SSRI，抗抑郁作用与 TCA 相似，不良反应小。适用于各种抑郁症，尤其适用于伴有明显焦虑症状、睡眠障碍的抑郁症。对重型抑郁自杀意念的消除和预防作用较好。也可用于社交恐惧症。

【不良反应】

主要有口干、恶心、呕吐、食欲减退。其他较少见的尚有失眠、嗜睡、乏力、多汗、性欲减退、头痛、眩晕、震颤等。心血管系统不良反应小。

（六）氟伏沙明

【作用与用途】

对 NE 或 DA 的抑制作用很弱；对脑内乙酰胆碱受体的亲和力很低，不引起中枢及外周的抗胆碱能效应；对神经内分泌、心血管系统影响小；无抗组胺作用。用于治疗各种抑郁症，尤其是对自杀企图明显的患者或强迫性神经症效果明显。也可用于伴有青光眼、前列腺增生、心脏病的抑郁症患者。

【不良反应与禁忌证】

早期常见恶心、呕吐、嗜睡、便秘、焦虑不安、厌食、震颤、运动减少、疲乏等。偶尔伴有血小板减少的反应，继续治疗此反应症状可消失。无心血管反应。癫痫患者或肝、肾功能不全者慎用，不宜与 MAOI 并用。与锂盐或色氨酸并用可增强 5-HT 效应。

（七）舍曲林

【作用与用途】

强效 SSRI，抑制 5-HT 再摄取效价比氟伏沙明大 12 倍。动物实验证实能使 β 受体功能下调。用于治疗各类型抑郁症、强迫症等，能预防抑郁症早期发作的复发。亦用于可卡因成瘾和戒断综合征。

【不良反应与禁忌证】

抗组胺及抗胆碱能作用较 TCA 小，大剂量服用少见不良反应。不易改变心脏的传导作用和引起心血管并发症，有利于老年患者的治疗。常见不良反应为嗜睡、恶心、腹泻、大便不成形、口干、失眠和男性性功能障碍（如射精延迟）等。偶见直立性低血压、神经症、焦虑及激动。不能与 MAOI 并用，必须在 MAOI 停药 2 周后才能使用本药，或停用本药 2 周后才可使用 MAOI。因与血浆蛋白结合牢固，故与华法林、地高辛等药并用时，可能会改变后者的血药浓度，从而出现严重不良反应。禁用于已知高敏者、癫痫患者，肝、肾功能不良者慎用。

（八）西酞普兰

【作用及用途】

适用于各种抑郁、老年性痴呆、多发梗死性痴呆、强迫症、惊恐发作、酒精滥用和脑卒中后的病理性哭笑。

【不良反应】

耐受性好，对心脏无毒性。主要有恶心、呕吐，但较轻微，持续时间短，发生率约 20%，有 15%~18% 的患者使用本药后会出现头痛、出汗、口干、震颤和失眠等。与癫痫发作无相关性，无镇静作用。

（九）单胺氧化酶抑制剂 MAOI

MAOI 分可逆性和不可逆性。再根据选择性抑制 A-MAO 型（选择性使 NE，5-HT 脱胺）或 B-MAO 型（优先使苯乙胺脱胺），进一步分可逆选择性 A-MAOI、可逆选择性 B-MAOI 和可逆非选择性 MAOI；不可逆选择性 A-MAOI、不可逆选择性 B-MAOI、不可逆非选择性 MAOI。由于可逆性 MAOI 的出现，尤其是可逆选择性 A-MAOI 研制成功，因不良反应小，已作为一线抗抑郁药使用，其抗抑郁效果不亚于 TCA、SSRI 或 5-HT 和 NE 再摄取抑制剂（SNRI）。MAOI 还用于焦虑症、强迫症、惊恐障碍和贪食症。可逆性 MAOI 中以 A 型抗抑郁作用强，而 B 型只有剂量加大时才有抗抑郁作用，故目前研究的治疗各类抑郁症的新型 MAOI 多为 A 型，现以吗氯贝胺为例予以说明。

【作用与用途】

（1）苯甲酰胺衍生物，为短时效、中枢性可逆选择性 A-MAOI。

（2）单次服 50 mg/kg 使脑内 NE、DA、5-HT 浓度增高。长期用药对 MAO 的抑制，肾上腺素能系统影响不明显。如每天服 100~600 mg，维持 2 个月，只吃低酪胺饮食者，则血浆 NE、肾上腺素、DA 浓度无明显改变。

（3）每天服 300 mg 的抑郁症患者，28 天后对 ERM 睡眠抑制和潜伏期延长作用微弱，撤药性反跳作用也很轻。随着抑郁症状的改善，睡眠质量会得到改善。

（4）每天服 600 mg 较不可逆 MAOI 苯环丙胺产生的酪胺反应弱。以收缩压增加 30 mmHg 所需的酪胺含量为准，其强度低 8 倍。

（5）临床用于治疗各种抑郁症，也可用于治疗焦虑症、心境恶劣、反复自杀未遂、注意力缺陷障碍、老年性痴呆和惊恐症等。

下篇 中国学者和康复者论抑郁症的森田疗法

第八章
施旺红论抑郁症和学习森田疗法的要点

曾经在中国，抑郁症的知晓率低、治疗率低，但随着社会的发展，这种状况已悄然改变。许多患者研习并践行森田疗法，最终打开心结，走出了抑郁症的泥沼。

森田疗法本来并不是针对抑郁症的，但近年来国内外学者将其发展应用于抑郁症的调节养生方面。在日本，以中村敬先生为首的学者在这方面做了不少工作。我在日本做高级访问学者期间，读了中村敬先生的文章和专著，深受启发，于是与中村敬先生合著了《轻松告别抑郁症——森田养生法》。这本书于 2005 年出版，受到许多读者的好评。之后随着研究的深入和临床经验的日益丰富，我们决定对这本书改版，除了修改原来几章的内容外，主要增添了本篇内容。

一、走出抑郁症的误区

抑郁症是一种以心境低落为主要特征的常见情绪障碍，在我国处于"发病率高、知晓率低、治疗率低"的阶段。很多抑郁症患者大都是经过很长时间的病痛折磨，在经过无数次的挣扎都不见效的情况下，才渐渐开始关注抑郁症、了解抑郁症。抑郁症患者中只有极少数人会选择就医，而且大多都是拖了两年或者更久才去就医的，一般而言也错过了最佳治疗时机。

抑郁症"知晓率低、治疗率低"，主要是因为人们对抑郁症的无知和偏见。对抑郁症的常见误区有五个方面。

<u>误区一</u>：误认为抑郁症是一种严重的精神病。

大众对抑郁症的认知较缺乏，一些国人误认为抑郁症是一种严重的精神病，一旦被冠以"抑郁症"这个标签，就表明这个人是"精神病""疯子"，或者最终会变成"疯子"，这辈子就算完了，应该将其与社会进行隔离。所以，抑郁症患者在生活中常常会受到歧视，有时还会受到嘲笑和愚弄，这无形中会让身处抑郁时已经非常痛苦、无助和绝望的抑郁症患者有更深的压抑感和痛苦。

森田疗法专家中村敬先生认为，将抑郁症当作精神病是不合适的。理由是：无数临床诊断病例证明，由于抑郁症导致判断能力根本损害的病例很少见，抑郁症的核心问题在于患者心境和情绪的异常，是一种情绪障碍，是一种以心境低落为主要特征的综合征。因此，许多抑郁症的成因是患者在病前经历了较长时间过大的压力，导致心身长期处于过度紧张、过度疲劳的状况，从而导致抑郁症的发作。患者虽然表现出情绪低落、易疲劳、兴趣和动力减退甚至丧失等心理症状，但其思路清晰，认知力清楚，意识和判断能力没有受到根本损害，没有幻觉和幻想。因此，抑郁症并不是"精神病"，也不会发展成"精神病"，只是一种情绪障碍。

误区二：将正常的抑郁情绪误认为是抑郁症。

抑郁情绪是我们每一个正常人都可能会遇到的情绪。在生活中，充满了大大小小的挫折和失败，比如失业、离婚、失去心爱的人或其他各种痛苦等。每当遇到这些不好的事情时，我们都会体验到悲伤、痛苦，甚至绝望。可以说，抑郁是正常人生活中的一部分，任何人都有抑郁的时候，碰到不高兴的事情都会抑郁。通常由明确的生活事件引起的抑郁和悲伤是正常的、短暂的，是人在社会化进程中的必然经历，有利于个体的成长。

没有经验的人，可能会将日常的情绪波动误认为是抑郁症。实际上，抑郁症作为一种病，和正常的情绪波动是有区别的。抑郁症与正常的情绪低落的区别在于两点。①情绪波动的程度不同。抑郁症患者的情绪波动远远超过了正常人的情绪波动范围，在程度和性质上超越了正常变异的界限，存在质的差别。正常人抑郁情绪的波动，往往与困窘的场合、挫折或事与愿违等诱因有关，而且抑郁状态往往持续时间不长，很快就过去了。作为病态的抑郁症，患者常有强烈的自杀意向，抑郁症状至少要持续到两周以上；此外，抑郁症的情绪波动不一定有上面的诱因，有时候可能在好事不断的情况下也会发病，比如所谓的"升迁抑郁症"即是。②抑郁症一般具有自主神经或躯体性伴随症状，如早醒、便秘或腹泻、厌食、消瘦、性机能减退、精神萎靡、疲劳虚弱、精力减退……随着抑郁症进一步发展，患者的精神麻木，悲伤的情绪没有了，所有的感情包括喜怒哀乐全都消失了，患者陷入了无感情的境地。

误区三：误认为抑郁症吃药无效或须终身吃药。

很多抑郁症患者误认为抑郁症属于心病，"心病还要心药医"，因而排斥药物治疗，实际上这种观念是错误的。其实，抑郁症是精神科疾病中药物治疗最有效的疾病之一，许多研究已证实：药物治疗对大多数患者有效，有一半的抑郁症患者在抑郁发作的 6 个月里症状可以缓解，其中缓解者中的 70%~80% 的患者在 2 年里可以达到临床痊愈，90% 的抑郁症患者会对至少 1 种抗抑郁药或合并治疗干预有效；另外，抗抑郁药的巩固和维持治疗能有效降低抑郁症的复发率。抗抑郁药是一类主要治疗情绪低落、心情郁郁寡欢、悲观、消极的药物，用药后患者精神振奋，情绪提高，思维能力增强，精力好转。需要注意的是，抗抑郁药起效慢，药效的出现一般需要 2 周左右。一些人不了解这个常识，在按医嘱服药几天后，由于感觉不到改善的苗头或迹象，就自认为药物无效，从而放弃了继续按医嘱进行药物治疗，耽误了病情，使抑郁症慢性化、迁延化了。

需要特别指出的是，目前在抑郁症治疗方面，药物治疗是主要方式（尤其对于中度以上的抑郁症患者）。只有通过药物治疗有效缓解抑郁症的症状，使患者的体力得到一定程度的恢复后，才有能力进行心理的治疗与调节。不过，在服用抗抑郁药的过程中，药物的副作用会先于其疗效出现。患者了解这一点，才会增加其服药的依从性。

此外，患者在坚持药物治疗的同时，想要更好地发挥药物的疗效，就要注意适当的休养、改善认知和调整生活方式等，以便达到调适心身状态的目的，从而提高自身的康复力（自然痊愈力）。在症状得到改善后，就需要注意及时介入心理方面的治疗与调节，以改善认知和思维方式。通过坚持药物治疗（足量、足疗程）和心理治疗相结合等措施，患者就能慢慢康复了。

另外，还有一种误解是认为得了抑郁症就必须终身服药，永远都治不好。实际上，许多轻度的抑郁症通过减轻压力、注意好好休息和自我调节，就可得到有效的缓解。当然，对于中度以上的抑郁症患者来说，药物治疗是主要的，服用抗抑郁药必须足剂量、足疗程，否则其疗效无法保证，而且容易反复。在抗抑郁药的用量方面，由于每个人合适的剂量是不同的，故需在医生的指导下由小剂量开始，慢慢增加剂量，直到探索出适合患者本身的剂量为止。在用药时间方面，一般在经急性期治疗达到临床治愈后，需要再进行一段时间的持续治疗，用药剂量与急性治疗期的一样，时间约为 6 个月，具体由医生根据个体情况决定。之后，继续进行巩固治疗（巩固治疗期药物的剂量可以减少，具体剂量与服用时间需要遵医嘱），才不易复发。由此可见，许多抑郁症并不需要终身服药。

需要指出的是，在抑郁症的治疗中，虽然药物治疗是主要的，但心理的治疗与调节也很关键，而且是根治和预防的根本之法。单纯的药物治疗虽然可以在较短时间内缓解症状，但患者的心理问题没有得到解决，错误认知没有得到纠正，故也容易复发。

误区四： 家人朋友的误解。

患了抑郁症，许多患者表现得消极、行动迟缓、思维缓慢，甚至卧床不起，这些本是抑郁症的症状表现，但常常被亲人朋友误解为生活懒散、没有毅力、没有理想追求。一般在此种情况下，亲人朋友常常用激励的语言鼓励患者，或者表现出对患者的失望，但这时候的激励是没有作用的，亲人的失望对患者而言也是更为沉重的打击。

误区五： 心理治疗容易陷入的误区。

许多咨询师运用认知疗法，希望通过说理的方法改变患者的负性思维和悲观想法。事实上，抑郁症患者深陷症状之中时，那些负性思维是自动化的，主动的改变很难做到，此时的关键是让他们认识到自己的状态和这种思维的不切实际，告诉他们要配合治疗，安心休养，症状缓解后那些思维也会自动减轻的。

中村敬先生和我主编的《抑郁症的森田疗法》一书中所提到的"森田疗法"，对抑郁症的自我调节有着良好的效果。森田疗法的精髓是"顺其自然，为所当为"。需要强调的是，这里的"顺其自然，为所当为"不是拼命努力，而是尽量休养。在抑郁症较为严重时，安静地休息、安心地静养就是患者此时的"当为"之事，森田疗法相关资料可在网络森田疗法学院 QQ 群（369256946）免费下载。

正确认识抑郁症，避免陷入抑郁症的认知误区，这对抑郁症的治疗非常重要！患者如果了解了抑郁症易陷入的认知误区，就可以少走许多弯路，避免延误治疗。早发现、早治疗，就可以早康复，早日回归社会。

二、抑郁症的发病情况

抑郁症是一种常见的心理障碍，它不分年龄，从儿童到少年一直到老年人，跨越各个阶段：儿童中稍微少一些，但也有儿童抑郁症；少年中比较多见，青春期是高峰；从成年期到老年又是一个高峰。

一项调查表明，全世界抑郁症患者有 3.4 亿人，在中国抑郁症患者已超过 3000 万。北京市抑郁障碍社区流行病学调查显示，抑郁症的终生患病率是 6.87%，其中男性患者占 5%，女性患者占 8% 左右，每年的患病率达 4.12%。女性患病率大约是男性患病率的两倍，甚至更多，各国都是如此，不分人种和地区。据世界卫生组织调查，我国 95% 的抑郁症患者并未得到应有的、符合科学原则的服务，约 40% 的抑郁症患者第一次看病去的是综合医院，而综合医院内科医生对抑郁症识别率普遍低于 20%，存在较大的盲目性。

在我国，抑郁症并没有引起人们足够的重视。许多抑郁症患者是在造成严重后果以后才引起人们重视的。在心理门诊室里，每天都有各色各样的人带着困惑和痛苦来求助，这里面就有许多经严格标准判断被诊断为抑郁症的患者。许多抑郁症患者并不真正了解抑郁症，甚至包括文化程度较高的大学生，他们有时会说："医生，我只抑郁了一下就好了。我的抑郁是间歇性的，在我心情不好或要考试时就发作了。我心情不好是跟某某有关，若他们对我好些我就没事了。我没病，就是心里觉得委屈想找个人倾诉一下。"连大学生对抑郁症的认知都不够正确和全面，更何况是普通大众呢！

幸运的是，国际社会已经对这种"隐身"病魔给予了足够重视，近年来投入了巨大的人力和物力，以帮助抑郁症患者恢复健康。

三、抑郁症的治疗现状

抑郁症在我国正处于"知晓率低、治疗率低"的阶段。专家指出，有些人以患有抑郁症为耻，一些健康者排斥抑郁症患者。因此，在我国现有的抑郁症患者中，只有大约 5% 的人接受了相关正规治疗。上海曾经做过一次这样的调查：在 1600 个自述睡眠不好、吃饭不好、感到疲劳的人当中，只有 13 人被内科门诊医生判断为有精神障碍；而同样是这 1600 个人，精神科医生用通用的诊断方法检查，却发现有 64 人患有抑郁症；被内科医生诊断为有精神障碍的 13 人当中，只有 5 人得到了内科医生做出的精神障碍处理，主要处置措施是给患者开安定之类的药。事实上，这种处置措施是不合适的。对此，上海精神卫生中心精神科主任医师张明园教授曾经评论说："这相当于没有任何一个抑郁症病人接受了抗抑郁药物的治疗。"

造成抑郁症在我国"知晓率低、治疗率低"的原因大致有以下两方面。

一方面原因是大众对抑郁症存在偏见和认识盲区。每年我院都要组织各科室专业医师去城区或乡间进行免费医疗咨询服务，活动期间经常能看见的是测血压、查血型的窗口前排起了长队，而心理咨询的窗口前门可罗雀，偶有人犹豫是否趋前询问时，周围异样和好奇的眼神会不约而同齐刷刷地扫射过来，结果可想而知。"神经病""你脑子有毛病""你思想有问题"等这类句子，大家看了很自然就和贬义及敌意联系到一起，我们也许不知道，不经意间一句话，可能正会伤害到一些需要呵护的人。研究自杀在中国曾经是一个禁区，1994 年，中国心理卫生协会危机干预专业委员会的成立意味着正式放开对这一科研领域的研究，有关调查研究还得到了政府的认可和资助。一向保密的中国自杀率也先后由国家统计局在《中国社会统计资料》和世界卫生组织卫生统计年报上发表。从禁忌到公开谈论再到引起重视，这是一个很大的进步，但要真正建立起全社会精神卫生的"防波堤"，显然还有很长的路要走。在研究者看来，与抑郁症本身造成的损失相比，无知和偏见更可怕。无知和偏见往往让很多实际上已经患上抑郁症的人以为自己不过是心情低落而已，或者即使已经意识到了问题的严重性，患者也不敢告诉身边的亲人和朋友，不知道要找医生寻求帮助，以致酿成恶果。

消除公众对心理疾病的偏见，首先是要让人们知道，心理疾病不是一个"他人的疾病"。资料表明，导致自杀的原因中，74%是严重的抑郁。那么，谁对抑郁更具有免疫力呢？富人还是穷人，男人还是女人，大人还是小孩，东方人还是西方人？答案是：世界上没有一个人对抑郁症有免疫力，它随时随地会向任何人发起进攻。其次，从专业的角度来看，得了抑郁症并不应该有什么耻辱感，抑郁症的发病和心脏病、糖尿病、关节炎一样，有一定的生理学基础。抑郁是正常人生活中的一部分，任何人都有抑郁的时候，碰到不高兴的事情都会抑郁。正常人抑郁状态往往持续时间不长，很快就过去了。一般而言，抑郁症状至少持续2周以上才能称之为抑郁症。

另一方面原因是官方对应的医疗资源严重不足。抑郁症因常见而被形容为"精神感冒"，但"精神感冒"患者求医问药要比普通感冒者难得多。相关资料统计显示，我国现有精神科医生总数只有1万人，其中仅半数受过正规培训。中国正在执业的心理医生还不到2000人，平均每百万人口只有24位心理工作者。而在发达国家，每1000人就拥有1位专业的心理医生。来自中国医师协会精神科分会的数据显示，中国目前的抑郁症患者有3000多万人，但得到专业治疗的不到10%。在综合医院的普通病房中，至少有30%的患者伴有抑郁或其他精神症状，但并没有引起医生的注意。抑郁症也有诸如头痛、胸闷、食欲不振、便秘等身体症状，因而抑郁症常常会被误诊或漏诊。其实，抑郁症是一种容易诊断而且可以完全治愈的疾病。北京医科大学精神卫生研究所门诊部主任唐登华说："在治疗抑郁症上，我们和发达国家没有任何差距，关键在于诊断。早发现，早治疗，都能治好。"很多人认为，抑郁症属于"心病"，因而排斥药物治疗。许多研究已证实药物治疗对大多数患者有效，且抗抑郁药的巩固和维持治疗能有效降低抑郁症的复发率。

近年来，随着精神卫生科普教育的有力推广和诸多媒体对抑郁症宣传报道的力度加大，普通大众对自身的身心健康也逐渐重视起来。最近的一项精神科专家的上海街头问卷调查发现，有50%以上的人听说过抑郁症是一种病，超过50%的人说"情绪低落"应该找精神科或是心理科医生看。

四、森田疗法治疗抑郁症的关键

森田疗法用于抑郁症，有许多非常成功的案例，北京大学李宁忠就是成功告别抑郁症的典型。李宁忠，北京大学国际金融专业的研究生，他勇敢地向大家承认自己曾经罹患严重的抑郁症，还差点儿自杀。在北大心理咨询中心，他第一次接触到了森田疗法，通过几个月的药物和心理治疗，最终从抑郁症的阴影中摆脱出来。可贵的是，李宁忠推己及人，发起了"互联世界阳光工程"，这是一个针对抑郁症疾病的网站。在这个虚拟的空间里，被抑郁症困扰的人们共同分享着他们的治疗经验。

李宁忠对于森田疗法有许多深刻的见解。对于屡屡被报道的大学生、中学生寻短见的事情，他沉痛地说："我们从小就生活在那种用竞争来激发小孩上进的环境里，这种鼓励方式其实是一种误导。人活在世上的目的本来是为了使自己生活得更好，可是，我们慢慢把人生的手段和目的弄拧了，到了后来，甚至以为竞争就是活着的目的。为了在竞争中取胜，我们可以牺牲健康，牺牲闲暇。完美主义和过分执着是我抑郁的深层原因，但我并不否定完美主义，也不否定执着。这些都是双刃剑：它们让我勇往直前，也让我抑郁。今后的我仍然执着，但能'理想顶天，脚踏实地'，告诉自己努力即幸福。"

如何将森田疗法灵活运用于抑郁症，笔者认为，应从多方面入手。

（一）正确认识抑郁症

以前，国内大多数人对抑郁的认识主要有两种比较极端的看法：一种认为它只是"思想问题"，是个性脆弱、缺乏自制、意志力不强、没有上进心的表现，应该通过说服教育和鼓励来帮助抑郁者克服这些问题；另一种则认为抑郁是一种严重的精神病，一旦被冠以"抑郁症"这个标签，就表明这个人是"精神病"，是"疯子"，或者最终会变成"疯子"，这辈子就算完了，应该与社会进行隔离。现在，由于抑郁症被媒体频频曝光，大众对它的了解也逐渐增多。自从公众人物崔永元公布自己患有抑郁症后，媒体又陆续报道许多名人曾患抑郁症的新闻，抑郁症逐渐进入了公众视野，人们对抑郁症也逐渐关注起来。

中村敬先生的观点是，得了严重的抑郁症时，要接受这样一个事实，即情绪低落、兴趣丧失、负性思维是抑郁症的特点，患者由于长期的心理冲突从而精力衰竭，元气大伤，这些症状也是机体对我们的警告，是没有任何办法的。对它焦虑、担心，努力运动，试图从事娱乐活动都只会加速消耗精力元气，就像汽车没有了油，走不动了，使劲踩油门只会伤害发动机一样。我们必须尊重客观规律，抑郁症不是精神病，是一种能自愈的情感障碍。人天生就有自愈能力，但自愈的周期较长，一般需半年左右。如果服用抗抑郁药物，绝大多数人2周就会好转。但需注意的是，许多患者刚好转就停药，并且开始努力补偿以前的损失，结果又立即复发，掉进反复发作的陷阱，自己恐慌又绝望。因为抑郁症恢复时的特点是时好时坏，彻底治疗需要一个过程，不懂这个规律是许多抑郁症变得难治的原因。

国内著名心理学专家李子勋认为抑郁不是"思想问题"，抑郁至少是病兆，而抑郁症肯定是一种病，但这种病是可控制的，甚至是可以利用的。不仅人，甚至动物植物都可能处于抑郁状态。抑郁是为了生存，比如植物抑郁，叶子枯萎，是为了减少水分消耗；人抑郁，会不做决定，不去接触社会，是为了减少压力。虽然这是一种消极防御，但属于自我调节。当抑郁只处于感觉层面，人只有轻微的抱怨、不满、发脾气等情绪化反应，当抑郁还没影响到工作效率时，可能不会感觉到抑郁对生理的影响。而当抑郁加重，产生睡眠障碍、躯体障碍时，不仅要抵抗抑郁，还要注意生理疾病的发生。

抑郁就像流水，解决抑郁要因势利导，不能急于求成。客观而言，消极情绪如果不是你强留住它，那么它表达了一段时间以后就会消失，因为情绪是一种能量，能量会根据一种递减的方式消耗。你需要思考的是，你的什么行为、什么想法让你的消极情绪被保留起来了呢？对于抑郁，一些人酗酒、熬夜、赌博，并认为这是在放松，李子勋认为这绝不是什么放松，而是在增加压力。长此以往，人即便不被抑郁击溃，也会产生生理疾病，甚至会"过劳死"。

不要过分强化对抑郁的恐惧，抑郁是可以控制的，甚至是可以利用的。抑郁的好处首先表现在，适当的抑郁可以通过情绪变换来释放躯体疾病。甚至有心理学家认为，适当的抑郁是一种能力，是一种自我调整，智商和情商高到一定程度的人，会通过抑郁释放压力。还有一些人，永远都不允许自己抑郁，认为抑郁就是示弱，最后的结果就是躯体患病。其次，抑郁还可以消除人的狂妄，使其回到现实的情境。人甚至还可以从抑郁中获益，比如获得大家的谅解和关心。

湘雅医学院的一位医学同仁认为，抑郁按照病因可以分为内源性抑郁、体因性抑郁、反应性抑郁、神经症性抑郁。前两者主要用药物来治疗，后两者靠药物治疗基本无效，应该给予心理治疗。临床上常见的抑郁是混合性抑郁，所以遇到抑郁的来访者时应该查明病因，判明性质，不宜滥用药物治疗。对于神经质性抑郁患者，有明显性格因素，可以委婉地告诉他们："您的抑郁是一种生活方式的产物，只有改变生活方式才能康复。"对于典型的抑郁症，缺乏相应的心理因素的患者，硬要强加一个心理因素不仅会增加患者的负担，甚至会对患者造成不利的影响。由此可见，正确认识抑郁症，对抑郁症的治疗与康复尤为重要！

（二）加强与患者的沟通

许多专家学者及抑郁症患者的家人、亲朋好友都曾不断激励患者要努力改变自己，改变认知，努力和抑郁作斗争，或者通过运动、旅游等方法转换心情，结果是徒劳无益。本人的观点与此完全不同。

森田疗法的治疗精髓是顺其自然，为所当为。在治疗抑郁症时，其意义和对强迫症是完全不同的，在抑郁症的治疗中，是指要接受得抑郁症这个事实，并了解抑郁症的特点和恢复规律。此处的为所当为是指什么也别干，安心卧床休息，遵医嘱坚持服用抗抑郁症的药物。无为而无所不为，抑郁的症状缓解后负性思维会自动缓解。恢复期不应急于弥补耽搁的工作，而应慢慢来反思自己得病的各种原因，了解抑郁症的早期症状，从而正确应对它。例如，减轻自己的心理压力，重新调整人生目标，认识自己的性格特点，不要追求完美，不要盲目攀比，不要蛮干。如果能够做到这些，当下次开始出现早期症状时只要充分休息，好好睡上两三天，就可避免发作了。可以说，许多人的抑郁症都是可以避免的，只是由于过分努力地去改变现状、过分恐慌，反而使自己跌入了陷阱。

许多患者倾诉自己患病后的苦恼："可惜父母不了解，他们只会觉得好好的人不去工作，不做家务，是不是品性太坏了。最苦恼的是他们老说自己有多么辛苦，这更让我因为内疚而痛苦不堪。""我越来越觉得自己与常人分离了。越走越远，害怕回不去。""我现在失业在家，想工作而不敢工作，自己的生意也放置一边。家里人都不理解，他们一直认为是我懒，而实际上是我对生活毫无激情。他们总是会说：'放开点，放开点就可以了！'其实，我听到他们这样说，我宁愿不想听他们说，因为他们根本就不了解这病是怎么回事！"上面的文字都是从阳光论坛上直接摘抄下来的，这其实就是我们身边大多数抑郁症患者所面临的现实环境。

由于普通大众对抑郁症的认知较缺乏，所以抑郁症患者在生活中常常受到歧视，有时还会受到嘲笑和愚弄，这无形中会让抑郁症患者遭受更深的压抑和痛苦。抑郁症患者长期压抑，不善与人交往，并且由于其病态往往表现出记忆力差、注意力不能集中、反应迟钝等症状，这些在学习与工作上常常制约了他们更好的发展，甚至使其感情受挫，很大程度上也会使他们受到身边家人和朋友的歧视。没有人生的兴趣，没有社会的温暖，很多抑郁症患者都背负着沉重的人生包袱，看不到生之希望所在，如果有突发事件出现，他们就极易产生自杀念头。

若是你的身边有需要帮助的人，若你想为改变这个冰冷的环境出点力，那就请仔细看看下面的文字吧。

1. 抑郁症患者家属要了解抑郁症

对抑郁症患者的家属而言，最重要的是了解抑郁症，建立正确的认知。以下是家属常会有的误解以及他们所需知道的事：

·最普遍的也最糟糕的观念是，认为抑郁症最后会变成精神分裂症。抑郁症属于情感官能症，和想法奇特、行为怪异的精神疾病大不相同。

·有些人认为抑郁症患者如果想自杀，根本不会透漏给任何人。事实上，很多患者在自杀前都有一些蛛丝马迹，家人如能细心观察，应当可以防患于未然。

·有些患者会以喝酒来纾解郁闷，甚至喝到烂醉，有些则整日精神不济地躺在床上。这时家属应该认识到，这是抑郁症的症状之一，而不应当作是患者个性脆弱或缺乏自制的表现。

此外，不要因为家中有抑郁症患者就觉得自责、愧疚，因为通常并不是因为家人做了什么事才导致抑郁症患者发病的。

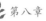

2.家属的态度和协助方法

家属对待抑郁症患者最理想的方式就是陪在他身边,以倾听代替责备,以支持代替胁迫,有点类似心理治疗中医生对待患者的方式。此时患者会觉得没有压力,知道身边的人会耐心地陪他们消除人生的阴霾。

另外需注意的是,千万不要强迫患者跟着自己的生活节奏来安排作息。有些人觉得自己没有抑郁症,那么自己的生活方式就是最好的,一厢情愿地认为只要患者跟着做,就可以走出阴霾。这是完全错误的观念。因为抑郁症有它自己的时间表,当患者处于抑郁状态时,勉强他们做不愿做的事,带给他们的反而是更大的压力,往往会因此加重病情。曾经有位患者,在住院期间她的母亲每天早上七点就准时赶到医院,带她出去运动。这位小姐本来不想起床,可是因为不忍心违背母亲的好意,勉强去做了。结果每次运动回来后情绪会变得奇差无比,最后常以母女争执大吵而结束,患者心情更加抑郁了。强迫运动换来的结果竟是患者整天瘫在床上,不想做任何事,也不想吃饭,病情比运动前还糟。这就是不愿做一些事而为了某人(尤其是在意的人)勉强去做之后的情绪反弹。

另外有一些家属,在面对抑郁症患者时,常会有高度的情绪表现,即过度关心、过度涉入、过度批判或过度主导。毋庸置疑,这些对患者只有害处没有好处。或许有些家属,尤其是为人父母者在听到医生的劝说时,都急着替自己辩解:"我这样做哪有错,我还不是为他好!""难道我还会害他吗?""做父母的关心子女天经地义。"类似的言语在心理医生接触的患者家属中,可以说是屡见不鲜。他们都犯了一个最基本的错误,那就是站在自己的角度看事情,而不是设身处地站在患者的角度来看问题。"难道我们就什么都不用做,看着他这样消沉下去?"这是心急的家属常会问的问题。其实,默默陪在他们身边,支持他们,说些鼓励的话,例如:"不要担心我们,只管全心照料自己的病就好。"这些就是最适当的付出了。如果患者情况稍微好转,便可陪他们做些运动或从事体力劳动,如陪他们散散步、种种花等都是不错的选择,但是切记不要勉强和强迫。

有个严肃的问题是需要患者家属、朋友注意的,当医生建议给患者充分支持时,并不包括自杀这件事,在遇到这种情况时请记得要替患者做决定。当患者处于极度恶劣的心境且有自杀倾向时,就该毅然决然地让患者就医或住院。请记住，躁狂症或抑郁症的患者，在症状严重时常会做出一些有永久伤害性的事情。所以，即使患者极力反抗，不愿住院或声称永远都不会原谅家人，家人也要负起保护他们生命安全的责任，将他们带到医疗院所接受治疗。曾有一位 20 岁左右的女孩，因感情问题情绪低落，一直有强烈的自杀意念，在家写了三封遗书后割腕自杀未遂，家人好不容易让她住院接受治疗。可是，入院才一天，家人就熬不过她的百般苦求，不顾医生的严重警告，执意帮她办理出院。两天后，医生就在报纸上看到她跳楼身亡的噩耗，这种情况往往让人唏嘘不已。其实，类似的悲剧在精神科患者群体中有很多。

3. 如果有朋友患了抑郁症，你该怎么做呢？

有时候，抑郁症患者和家人的关系是很疏远的，有的家人甚至不愿接受他们有抑郁症的事实，更别提给予帮忙和协助了。在这种情况下，有些患者在尝试自杀之前，会透漏一些信息给朋友而非亲人，这时朋友所能发挥的力量就很大了。如果你有朋友患了抑郁症，你该怎么做呢？

不要批评他，更不该疏远他。常陪他聊天，倾听他的心事，或说些自己身边的家常事。常与对方保持联系，因为抑郁症患者习惯孤立自己，一般不会主动与他人联络。你可以主动联络他，但不要期望他会积极回应你。例如，你可以邀请他参加一些朋友的聚会，而这个聚会都是他所认识的朋友。但是邀请时，需以较自然的方式开口，并且仍然把他当作一般人来邀请，而不要加上一些意见、建议或评断，如："你一定要来呀，这对你的病情可能会有帮助。""你出来一下就好嘛，要不整天都不出门会有问题的。"

避免有想帮他治好抑郁症的想法，因为抑郁症不只是一时情绪低落，旁人不要抱有想去治好他们的念头，更不要以为讲些励志的话就能鼓舞他们，把这个问题留给他们自己或专业医生更为合适。有些一厢情愿的安慰方法可能会令抑郁症患者反感，譬如拿他们与癌症患者或其他肢体残障的人士相比较："你应该去癌症病房看看那些临死的人，看他们是如何挣扎求生，想要活下去的，而你的身体还好好的，不要一天到晚寻死寻活的。""看看那些肢体残障的人，断手断脚，都还不放弃自己的生命，所以你应该更珍惜你自己拥有的。"

建议他们求助。在适当的时机建议他们去找专业医生求助，有条件时可以帮他们提前打听哪家医院的哪位医生比较适合患者就诊。

调整好自己的身心状态。如果你所爱的人患有抑郁症，而且影响到你的生活，或许你该考虑去看看医生，接受心理治疗。此外，也可以参加抑郁症患者家属朋友组织的病友协会及互助团体。一方面可以更了解如何陪伴抑郁症患者；另一方面也让自己不致陷于孤军奋战的境地，可以与医生及其他患者家属一起加油。

（三）预防复发的技巧

抑郁症是生物—心理—社会多种因素共同作用的结果，各因素之间相互联系，相互影响。如果只是单方面解决生物因素，而影响患者本身的社会、家庭因素依然存在，心理冲突依旧，那么抑郁就像给一个气球不停地往里吹气，是无法根除的。正是由于压力与抑郁之间这种密不可分的关系，减压也就成了防止抑郁复发的重要手段。在应用药物治疗时，大多数患者都伴有残留症状的发生，而残留症状与抑郁的复发又有着密切的关系。心理干预与药物的相互结合和补充对预防抑郁症的复发有着良好的作用，长期的心理治疗可帮助患者改变错误的认知，弥补自尊心的创伤，培养生活的信心，帮助自我能力的恢复，树立战胜困难的勇气，而且还可以协助患者充分利用各种外界的支持资源（包括家人、朋友的帮助），可以有效降低抑郁的复发率。

1.寻找内心冲突

每个人个性不同，所处的工作、学习、生活环境及际遇不同，往往存在不同的内心冲突与矛盾。内心冲突长期得不到疏解，就会越积越多，最终都会导致同一种结果——抑郁。因此，寻找内心冲突对抑郁症患者是十分重要的。

一位江苏搞建筑的青年企业家，三年前在常州承包了一个很大的工程项目，投入了几乎所有的钱，在市中心最好的地段竞拍了 10 亩土地。他一心想在当地打下良好的声誉，建成一幢漂亮的酒店式公寓楼，但事情却一波三折。因为有人反映设计的楼高会影响周围建筑的采光，项目被要求重新评估，已经签约的拆迁户因地价上涨拒绝履行原来的协议，上级主管部门又希望他最好能将之建成当地的标志性建筑。整个工程期间难题不断，仅设计图纸前前后后就大改了三次，原定一年半的工程一直拖了三年。他的心情也一直处在压抑和焦虑之中。后来，眼看辛苦劳作了三年的工程即将完工，却发生了他手下的包工头因赌博输钱携所有的工程款人间蒸发事件。在接下来的几个月里，他情绪一度跌到了谷底，一支接着一支地不停吸烟，整夜整夜地失眠，整个人陷入了深深的抑郁之中。他不停地向我抱怨："为了让这个工程尽善尽美，我放弃了许多其他的机会，三年的人力、物力和财力全都放在了这里，结果怎么能这样？""工程若是不能按时完工，辜负了许多人对我的期望，别人会怎么看我？""为什么我这么不顺利，其他人办事又为什么都那么容易成功？""这些问题没想通，我没办法干其他的事。""我现在像废人一样，什么也不会做，什么也做不好。"从他的经历及抱怨中可知，如此多的内心冲突是他患抑郁症的直接原因之一。

2. 分析冲突产生的原因

关于冲突产生的原因，虽然个体之间可能有所差异，但总体来说主要来自以下这些方面，如现实的压力、脆弱的性格、失调的人际关系、单调的生活方式等。

以上述患了抑郁症的企业家为例，他诸多的内心冲突究其根本，其实是他欲求的体现，有欲求才会有压力，有压力才会有不安和痛苦。他后来告诉我，他早先是学建筑设计出身的，多年工作下来养成了事无巨细必须尽善尽美、毫无瑕疵的习惯，包括在建的公寓式酒楼要配多少水壶、咖啡机等他都要一一过问核实，从不放心交给下面的人独立完成；他好胜心强，虽然上级业务部门随口提了句希望能做成标志性建筑，但他却把这句话牢记在心里，整个工程设计图三易其稿也跟这种好胜心关系密切；他自尊心强且心里放不下事，虽然知道工程最终能按时交付使用，但一直担心这件事会对他良好的声誉产生极坏的影响，常会反复思忖、夜不能寐。如此敏感、执着、事事追求完美的性格使他在面临巨大的现实压力及复杂人际关系时经常会情绪波动较大、抑郁不安，内心冲突不断。

分析明了冲突产生的原因尤为重要，因为一旦人们明白发生了什么，或者将会发生什么，就可以更早地采取有效行动来避免事情变得更糟。

3. 放下，接受

当患者逐渐意识到自己内心的冲突，分析并找到冲突产生的原因后，接下来该做的和能做的是什么呢？

首先要"放下"。"放下"源于一个佛教故事。传说有一位黑氏梵志，来到佛陀的座前，运用神通，两手拿了两个花瓶站在佛陀的前面，想把这两瓶花奉献给佛陀。佛陀见了，说："放下。"梵志以为佛陀叫他把花瓶里的花放下，立刻把左手里的那个花瓶放下。佛陀又说："放下。"梵志以为佛陀要他把右手的那瓶花也放下来，所以他就把右手里的花瓶又放下来。佛陀还是对他说："放下！"梵志非常不解地问道："我已经两手空空，没有什么可以再放下的了。请问佛陀，现在我还应该放下什么？"佛陀说："我叫你放下，并不是叫你放下手里的东西。我要你放下的是你的六根、六尘和六识。当你把根、尘、识都放下时，你就再也没有什么对待，没有什么分别，你就可以从生死的桎梏中解脱出来了。"梵志这时才了解了佛陀叫他放下的真义。人生在世，有太多的放不下。如果我们都像佛陀指示的那样能够放下，放下心中的杂念，放下俗世的纷争，便不失为一条幸福解脱之道。在这里提起佛教的这个故事，就是要提醒我们，对一切既要提得起，更要放得下。

有研究表明，完美主义者、病理性执着的人和自卑者是抑郁症的高发人群。完美主义者往往容易强求，他们要求自己没有缺点，没有生理和心理上的不适，希望自己什么都比别人强，是一个十全十美的人，同时他们也要求他人没有私心，社会没有弊端，世界没有缺憾等。他们过分注重他人的评价，总觉得活着很累，与人交往时总显得紧张，不敢与人对视，常有手足无措之感，总是爱拿自己的缺点与别人的优点相比。同时，他们过分争强好胜，不断追求新的目标，难以享受成功的乐趣。

病理性执着是指患者执着于某种行为模式、某一观点、某一习惯、某一思维方式，或纠缠于某一负性情绪、某一生活琐事，难以接纳变化，难以接纳新生事物，并由此而明显地影响自己的生活。患者在行为及生活方式上常表现为固执、刻板，生活节奏总是绝对规律的，每天几点起床、何时吃饭、何时上班、几点入睡，都非常有规律。病理性执着患者在意志方面的表现最为突出，无论干什么事都要求顺利地完成，一件事情在有结果后才能安心地干下一件，常常会因为固执于小事而影响其生活。自卑者消极地看待问题，凡事总往坏处想，多疑，对别人和自己的信心都不足，不愿意改变，不愿意尝试新事物，总是自怨自艾、意志消沉。

　　他们心情沉重的原因之一是"背负情感包袱"。他们把没有解决的老问题、老矛盾背在身上，天天翻来覆去地叨念那些烦恼的事情。长期被自卑情绪笼罩的人，一方面感到自己处处不如人，一方面又害怕别人瞧不起自己，逐渐便形成了敏感多疑、多愁善感、胆小孤僻等不良的个性特征。自卑使他们不敢主动与人交往，不敢在公共场合发言，消极应付工作和学习，不思进取。因为患者自认是弱者，所以无意争取成功，只是被动服从并尽力逃避责任。

　　"放下"就是要求患者凡事不要过分执着，"放下"也不是专指放下某人、某事、某物，而是一种态度。针对上面的例子，"放下"不是叫他放弃目前的工程及将来的工作，而是要他放下一份执着，放下一份贪念，放下事无巨细必须尽善尽美的心态，放下对自己和对别人过于苛刻的要求和期望。

　　其次要"接受"。"接受"不仅是患者要接受外在所赋予的，更应该接受自己的情感，接受自身可能出现的各种想法和观念，接受抑郁本身的症状，接受事物的客观规律等，即所谓"既来之，则安之"。一旦患者接受了症状，即使它仍然存在，也就不会特别痛苦了。

　　在生活中，我们要坦然接受情绪低落、抑郁不安的感觉，要随时告诉自己，任何人遇到像我一样的事情也会变得抑郁起来。吃不下睡不着、反复失眠等都是抑郁本身的症状，当抑郁症来临时，就提醒自己：现在的我什么事情都做不好，也没心思做事，这些都没关系，既然抑郁来了，那我就趁这个机会好好放松放松。

（四）学会养生

　　养生也是防止抑郁复发的重要举措。中国自古以来就重视养生之道，俗语讲："三分病，七分养。"我把它解释为，病治完了只是好了三成，要想彻底治愈防止复发，还需要加上养生的七分，本书关于抑郁症患者的"养生"，主要是指心理行为方面的养生。

心理养生，首先是指患者要接受得抑郁症这个事实，了解它的特点和恢复规律。例如，反思自己得病的各种原因，了解抑郁症的早期症状，减轻自己的心理压力，重新调整人生目标，认识自己的性格特点，不要追求完美，不要盲目攀比，不要蛮干。如果能够做到这些，下次当早期症状开始出现时，只要充分休息好好睡上两三天，就可避免发作了。可以说，许多人的抑郁症都是可以避免的，但往往由于过分努力改变，过分恐慌，反而使自己跌入陷阱。得了严重的抑郁症时，要接受这样一个事实，即情绪低落、兴趣丧失、负性思维是抑郁症的特点。患者由于长期的心理冲突导致精力衰竭、元气大伤，这些症状也是机体对我们的警告，是没有任何办法抗拒的。我们必须尊重客观规律，认识到抑郁症不是精神病，是一种能自愈的情感障碍。人天生就有自愈能力，但一般抑郁症自愈的周期较长，要半年左右。如果服用抗抑郁药，绝大多数两周就好转。需注意的是，许多患者刚好就停药，并且开始努力补偿以前的损失，结果立即复发，从而掉进反复发作的陷阱，自己又恐慌又绝望。因为抑郁症恢复时的特点是时好时坏，有个过程，不尊重这个规律是许多抑郁症变得难治的重要原因。

其次，应从精神上保持良好的状态，从而保障机体功能的正常发挥，以达到防病健身、延年益寿的目的。

心理养生有四大要素：善良、宽容、乐观、淡泊。

善良是心理养生的营养素。心存善良，就会以他人之乐为乐，乐于扶贫帮困，心中常有欣慰之感；心存善良，就会与人为善，乐于与人友好相处，心中常有愉悦之感；心存善良，就会光明磊落，乐于对人敞开心扉，心中常有轻松之感。总之，心存善良的人，会始终保持泰然自若的心理状态，这种心理状态能把血液的流量和神经细胞的兴奋度调至最佳状态，从而提高机体的抗病能力。所以，善良是心理养生不可缺少的高级营养素。

宽容是心理养生的调节阀。社会交往中，吃亏、被误解、受委屈的事总是不可避免的。面对这些，最明智的选择是学会宽容。宽容是一种良好的心理品质，它不仅包含着理解和原谅，更显示着气度和胸襟、坚强和力量。一个不会宽容，只知苛求别人的人，其心理往往处于紧张状态，会导致神经兴奋、血管收缩、血压升高，从而使心理、生理进入恶性循环状态。学会宽容就会严于律己，宽以待人，这就等于给自己的心理安上了调节阀。

乐观是心理养生的不老丹。乐观是一种积极向上的性格和心境，可以激发人的活力和潜力，有助于解决矛盾和困难。反之，悲观则是一种消极颓废的性格和心境，它使人悲伤、烦恼、痛苦，使人在困难面前一筹莫展，会影响人的身心健康。

淡泊是心理养生的免疫剂。淡泊，即恬淡寡欲，不追求名利。清末张之洞的养生名联说："无求便是安心法。"当代著名作家冰心也认为"人到无求品自高"。这说明，淡泊是一种崇高的境界，是一种豁达的心态，是对人生追求在深层次上的定位。有了淡泊的心态，就不会在世俗中随波逐流，追逐名利；就不会对身外之物得而大喜，失而大悲；就不会对世事他人牢骚满腹，攀比嫉妒。淡泊的心态会使人始终处于平和的状态，保持一颗平常心，一切有损身心健康的因素都将被击退。

行为方式上，森田疗法强调"为所当为"，即并不是硬着头皮蛮干，而是在病情重度时期尽量什么也别干，安心卧床休息，按规定坚持服用抗抑郁药。抑郁的症状缓解后，负性思维将自动缓解。恢复期也不要急于弥补耽搁的工作，而应该慢慢来，工作和娱乐兼顾，脑力劳动和体育锻炼兼顾，养成规律平衡的生活，可以参考养生专家提出健康生活的八要素：营养、锻炼、饮水、阳光、节制、空气、休息、信念。21 世纪的健康箴言是：最好的医生是自己，最好的药物是时间，最好的运动是步行，最好的心情是宁静。

一位中学生患者通过阅读我的书恢复了健康，她的母亲在我的论坛里发表了自己的感言：

🍁 感谢施教授

一次偶然的网上搜索，让我发现了"阳光工程"，也让我找到了施教授这样的好人。我是一个患者的妈妈。在我最最无助的时候，得到了施教授的两本书——《轻松告别忧郁症》和《战胜自己——顺其自然的森田疗法》，这些书真的让我们受益匪浅。随后我与女儿都和施教授电话沟通过，施教授的为人真是无可挑剔。女儿正在朝着好的方向发展，这得归功于施教授。其实，早就想在上面写点什么以感谢施教授，可因为自己的文笔不好，所以每次来都是"潜水"。以后，我会常上这儿看看的，我也希望我的一些感受可以帮助别人。

施教授，对您的感激之情，我无法用语言来表达，我们会一辈子把您记在心里的，在这里祝您好人一生平安，永远幸福。在我们最无助的时候遇到了您，这是我们的福气，真的。

我们按照书上说的去做，效果挺好的，现在女儿已主动要求回校。有时候抑郁症复发，还是会难受，但她已学会按森田疗法调整自己了。我们家长也知道在她有症状时，不是鼓励她如何去勇敢，而是让她把这病症当作自己身体的一部分接受它，就像女孩子痛经一样会难受，让其认清并接受症状。再就是尽量分散她的注意力，带她到外面呼吸新鲜空气，这样症状也就很快过去了。当情况好时，就尽量让她做一些力所能及的题目，看看书，不至于让功课落下太多，这样她自己也就有了成就感。平常在言行中也尽量让她放宽心，不给她太多的压力，她的学习效果反而好多了。施教授，我不知道我这样理解您的森田疗法对不对，请指教。现在感觉女儿的状态越来越好，就是在遇到难题时，她会难受，其他的都挺好的。我知道前面的路也并不好走，但我已经看到了前面的阳光，因为有您和这么多的热心人。您和您的书让我们在迷茫时找到了前进的方向，打个比方吧，就像走在荆棘丛林中，虽时有拦路的，但只要我们方法得当（按森田疗法去做），不断地摸索，永不言弃，总有一天会走出去的，我们永远都不会放弃。我相信不久的将来我女儿就是一个阳光的女孩，我也希望森田疗法可以帮助更多的人。我也会一直关注"阳光工程"的，因为有教授您，还有银碗等这么多的热心人在。

五、患者的感受及学习森田疗法的体会

许多患者患了抑郁症后反反复复走了很多弯路，在通过学习森田疗法后成功摆脱了抑郁症的折磨。他们回过头来痛定思痛，对抑郁症的本质有了更深刻的认识，然后用自己的语言将对森田疗法的体会进行了总结，感激之情溢于言表。下面摘录部分感言供大家参考。

（一）患者对抑郁症的认识
一位网友在他的日志中这样写道：

不得不承认，在这个竞争日趋激烈的社会中，抑郁症已经成为我们个体身上出现的一项典型的社会病，它是文明进化的副产品。社会越来越鼓励个人实现自我，表现自身之价值，集体与家庭的概念被进一步弱化。个体被陷入物质与权利的激烈竞争中，孤立无援，自我负责。从此，欢乐、幸福、成功、失败、沮丧、失望、痛苦都需要一个人承担，于是抑郁症便成了个人对现实的最典型、最普遍的应激反应。抑郁症真真实实地让每一个沉陷其中的个体痛苦地挣扎，他们时刻都渴求逃离这片泥沼。能否改变这种状态，首先取决于自我的态度和行为。如果我们换个角度去思考抑郁症，抛开"沮丧""绝望""无快乐感""痛苦"等负性词汇，对抑郁症重新进行定义，把它当作是"快乐的间歇期"，这样的理解和思维会不会起到一些积极的作用呢？

一个曾经经历十年抑郁的大学老师在博客中写道：70%~80%的成年人一生中都会经历程度不同的抑郁或担忧情绪。家庭的变故和环境的变化，如失恋、失业、离婚、疾病、药物、升学、落榜、家人的去世等，这些都会导致一个人的低落、悲伤、沮丧等情绪上的变化，这些只是短时间内体验到忧郁而产生的某些症状。对于大多数人而言，出现过忧郁的症状并不一定是病态，通常这些情绪会随时间的推移而减弱、消失，而个人日常生活中的生理、心理功能几乎是完好无损的。但有的人则长时间地深陷其中不能自拔，程度严重、旷日持久。有些则是用脑过度、精神紧张、体力劳累导致机体功能失调而引发疾病，殃及日常社会或生理功能，进而影响人们的心境或精神状态、思维（或认知能力）、身体功能和行为，最终形成抑郁障碍。

患者处于真正的抑郁病态时非常痛苦，神经仿佛死掉了一样，对周边感觉非常麻木，并且反应迟钝，记忆力衰退，注意力不能集中，思考能力下降，持续性疲乏无力，懒散，行动迟缓，几乎丧失了工作或生活的能力，对日常活动兴趣明显减退。此外，由于长时间压抑，也会导致附带性身体不适应，比如自主神经功能紊乱、神经衰弱、头痛、胃肠功能减弱、性冷淡等。这样一种持续的状态会导致患者在生活中常常处于失败的境地，工作不能进步，和周围人不能很好地相处，感情受挫，渐渐自卑。患者会没有一点点活力，感受不到快乐，沉默孤僻，不管怎么样努力都深陷负面情绪中，难以自拔。用度日如年、生不如死等词语来形容他们的状态一点儿都不夸张。这样的状态下，不管是换了谁，都会感到悲观失望、郁郁寡欢，甚至是一天天的消沉、绝望。试想，换作是自己在这种状态中能坚持多久？

对那些抑郁程度较严重的朋友，我会建议选择药物。因为经受过百般折磨的人都知道，抑郁不是单凭吃饭或等待就可以痊愈的。抑郁就像一个可怕的无底洞，一旦掉进去，就仿佛一下子掉进了黑暗，洞壁光滑几乎无法攀爬，你拼命攀附在任何一个细微的可攀附处，却上也上不去，时刻害怕自己掉下去，同时承受着病痛的难堪，痛苦异常，而壁垒森严的无底洞几乎让外面任何人都觉察不到你身处绝境的危险。奇异的是，洞壁又是透明的，你看到了来来往往、熙熙攘攘说笑的人群，却孤独到窒息。每一个坠落抑郁黑暗的人都会下意识地挣扎，无法适应黑暗又不得法地拼命挣扎却会让你坠落加速，因为抑郁不仅仅是对于身体的折磨，更严重的是对精神的摧毁性的磨损和打击。另外，还有所攀附处的不可靠，或是突发事件的来临，都会导致你突然坠落洞底，每一分钟对于抑郁症朋友来说都是一种折磨和考验！

所以，对于抑郁程度较严重的朋友，我们应选择药物治疗，对症的药物治疗是你在逐渐滑落抑郁无底洞的过程中最好的阻挡物。如果药物对症，甚至它还会托你上升，帮你暂时快速地离开魔鬼洞窟。无可置疑，药物会给你带来副作用，但是，它所给你带来的副作用相对于挣扎中的痛苦，已经是微不足道的了。它会帮你赢得时间，让你有一个整理和调整情绪的空间，以便更好地逐渐消除抑郁。

"没人相信我绝望。"崔永元在一次访谈中谈到抑郁症感受时很感慨地说。他谈道："我觉得我可能是个悲观主义者。我总觉得那个汽车、洋房它就不属于我，我祖上就没有这个福分。所以呢，我就不敢奢侈。如果我现在要能确定，我们这个家从我这儿开始祖祖辈辈就是享不尽的荣华富贵，我觉得我也没必要这么压抑自己……像我这样故意压抑自己，也挺累，跟有些人有意识地要往大明星那儿靠一样累。大家看我总是脸上带着笑，就不相信我有过自杀的念头。其实我有过自杀的念头，而且非常多。我觉得大家看这个节目高兴就行，他不一定非得知道做节目的人到底高兴不高兴。我内心的感觉跟别人看到的不太一样。我自己的感觉只有我自己知道，没办法说，也没必要说。我说出来大家也不一定认可，又会说我'说假话''不诚恳'，或者说'得便宜卖乖''太酸''书生气''过于浪漫'，什么说法都会有。比如，我告诉大家我大部分时间处于一种绝望的状态，一种很失落的状态，谁相信？我不希望我的绝望状态影响别人，我自己绝望完了还能排解掉，所以到现在也没有死掉，挺好的。但不是每个人都能排解绝望的，有的人绝望了就会走绝路，那不好。"

（二）学习森田疗法的体会

许多患者在克服抑郁症方面都有切身体验，有些还针对抑郁症提出了自己的看法，并且有着深刻的理解。下面介绍一些患者如何一步步走出抑郁症的泥潭，再获新生的例子，希望可以对挣扎中的人们有所帮助。

网友"8849"的经历及领悟：

我自幼敏感多思。因为家庭的缘故，我度过了灰色的童年和青春期。在长期压抑的环境之下，性格不可避免地向负面发展。上了初中以后，我开始感到明显的抑郁，随之而来的是人际交往障碍和一系列的适应不良，并逐渐走向严重的自我封闭。到了2000年，在各种因素的作用之下，经年的抑郁情绪终于演变为抑郁症而暴发，产生了持续而强烈的自毁欲念。住进专科医院后，我慢慢安定下来，开始陷入苦苦的思索。其间，当然经历了外人难以想象的百转千回和凶险，也曾一次又一次地绝望和痛哭。

直到有一天，偶然间通过隔壁病房的朋友发现了"阳光工程"，并通过我的主治医生得到了一本讲述森田疗法的书籍，从那时候起，我的思想才开始了微妙的、全新的、令我激动到全身发抖的变化。

我第一次（以前的我是多么愚蠢、无知）了解到原来这是一种较普遍的疾病（而且不是"精神病"），这个世界上竟然有那么多和我一样的人，原来我不是怪胎，我并不孤独！在我明白了这些的瞬间，我的病就已经好了一半。

通过研习"森田疗法"（最初的七天七夜我像着魔一样地沉浸其中，想要脱壳而出的痛苦与呼吸到新鲜空气的欢喜相重叠），我终于找到并掌握了科学、客观的方法和武器，以前的所有积累像喷薄而出的岩浆一样实现了质变（所有磨难其实都是财富——直到"量变"转化为"质变"的那一刻我才终于相信这一点），最终体会到了一种清澈、清新的"顿悟"（这当然也有一个过程）！

其后，在有意识的行动中，这种领悟不断得到验证，变得越来越清晰，复苏的自我信念也随之日益巩固和坚定……

关于到底怎样才能治好抑郁症一直众说纷纭，在很多帖子中大家提了一些具体的方式、技巧，诸如药物、运动、饮食、听音乐、交朋友等，都很不错，也多少都会有效果。但是我认为，这些都只是在抑郁症康复的不同阶段中，分别起到延缓、稀释或促进的辅助性手段，而绝对不是治本的关键！如果你指望单凭跑跑步、听听歌、找好朋友哭诉一下或者纯粹的依赖药物就能彻底治愈抑郁症，那就未免太天真了！这些方式、手段能够平息日常生活中一般的抑郁情绪，或一时控制住症状，但对于长时间积累的、成因复杂的、严重到有自毁欲念的"症"而言，只能是杯水车薪的权宜之计——或许可以治标，但绝不能治本。

大家都说"最重要的是行动"，这没有错。但是行动不等于盲动，必须建立在客观、清醒的认识之上，不能以"行动"之名，行"逃避"之实。请不要再问别人："我还要多久才好？"这没有意义，因为真正的答案在于你自己，在于你能够在多大程度上去直面自己的症结。"好"不会立竿见影，而是一个渐进的过程，因人而异。但是有一个极其重要、关键的标准可以用来衡量你是否正处在这个可喜的过程中，那就是在你的日常生活中，在你有意识的行动里，是否一直伴随有对自己、对环境，以及对自己与环境关系的思考、观察和领悟。"环境"（或者说"自然"）是一个广义的大概念，大自然、我们儿时的成长环境、工作和生活氛围、我们的情绪变化、心理疾病的症状都是某种"环境"，个体只是"小我"。归根结底，"我"永远都是"环境"的产物。不要相信或感动于什么"人定胜天"之类的话，我们只能战胜自己，却永远不能战胜"自然"、战胜"天"。"我"今天为什么是这样，总有着相辅相成的"自然"原因，而抑郁症患者思维偏差中最大的"根结"，（我认为）就是不会客观地分析和处理自己与不可掌握、抗拒的"环境"的关系。

从"人与自然"的角度来说，抑郁症患者及其他所有类型的心理疾病患者就是一群违背了"自然规律"而受到自然法则惩罚的人。而凝聚东方智慧的森田疗法，正是一种启发、引导我们正确面对"自然"、正确处理自己与"自然"的关系、重新找回"天性"的心理疗法。森田疗法的精髓，其实正是我国道家和禅宗的思想，最简单地概括则是"顺应自然，为所当为"这八个字——对待"自然"的正确态度，不是要战胜、抗拒它，而是应敬畏、顺应它，我们在"自然"面前应该采取的行动不是"为所欲为"，而是"为所当为"。具体到心理疾病的角度而言，恶性情绪的产生和不良症状的出现都是我们无法控制和逃避的"自然"，如果我们不顾"自然规律"非要人为地控制它，或者和它对抗，那么结果一定是越反抗反作用力越大，症状会更加剧。然而，一旦我们能够接受现实，能够意识到症状的出现是不以人的主观意志为转移的，能够试着与自己的不良情绪、疾病症状和平共处，而且在忍受痛苦的同时，我们能够不管情绪、症状如何都始终坚持去做在当下应该做的事情，那么情况慢慢就会发生微妙、神奇的变化，直至达到最终的"不治而治"。

🍁 "阳光一剑"所理解的抑郁与森田疗法：

人为什么会得抑郁症呢？其实就是缺乏森田疗法中的智慧。森田疗法可以说是一本生活智慧的总结，人本来就是属于自然的，是要回归自然的。可以想想，在很早以前的生活中，很少有人抑郁。从人类发展史来看，社会越发展，人们的欲望就越来越多。在原始社会，人们的欲望只是生存，但随着社会的发展，权力、金钱、地位、声望等，都被人们看作是很重要的东西，然而却日渐忘了最自然的欲望：生存！

心中的欲望越多，人就活得越累。人死后什么都没有，就算拥有权利、金钱、地位，死后也是什么都没有。所以，从这个角度来讲，人和人没有什么区别，最重要的是活得快乐。随着社会发展，欲望的增多，我们要学会更多的生活智慧！

抑郁症是一种病，其病因核心在于自己满足不了自己的欲望（有时候这种欲望是无法实现的），而又极力想去实现愿望，经常处于理想与现实的矛盾中，这种矛盾思想会让人感到窒息。怎样去适应社会，是人们都应该思考的问题！

🍁 "木碗"网友的看法：

社会上对于抑郁症及其他心理疾病相关知识的宣传力度不够，导致一些歧视和误解的产生，这是必然的。缺乏有效的社会支持系统，对于抑郁症的康复确实不利，但更重要的是自己如何正确客观地看待抑郁症这个问题。别人不知道，我们可以告诉他；别人不理解，我们可以一笑了之。

我被确诊为重度抑郁症之后，当我将这件事告诉身边的人时，他们的第一反应都是"你怎么会得这种病"，或者"你没病，就是想多了"。当我掌握了一些有关抑郁症的知识以后，再面对这样的问题，我会先笑一笑，然后向他们解释什么是抑郁症，抑郁症的现状。大部分人了解了之后都能表示理解，这对我的康复是有帮助的。而当我自己能够坦然告诉身边的人，我患上了抑郁症，当我不再觉得我是什么特殊人群，不再觉得抑郁症有什么恐怖或羞耻的时候，我才能减少精神压力和心理负担，才有可能积极治疗，彻底康复。别人的眼光不重要，重要的是自己如何看待。对抑郁症这个问题，过于忽视和重视都是两个极端现象，社会上更多的是忽视和冷漠，而病友更多的是恐惧和焦虑。社会是一个大环境，自己是一个小环境。即使别人戴着有色眼镜看待抑郁症病人，那么，至少我们自己不要戴着有色眼镜看待自己。

"波波"网友的看法：

我发病的原因，从生理层面上看是由于工作量过大，发病前长期处于过度紧张状态，精力消耗过多；从心理层面上看，是长期感受到工作压力大（同时也有学业压力），过于追求完美，对工作成绩常常感到不满意（后来的事实证明领导和同事对我的工作成绩评价是较高的，只不过是自己对自己的要求过高罢了），长期焦虑。各种综合因素导致了抑郁症的暴发。

不过我不后悔，抑郁症的暴发提醒了我，要求我改进以前的工作和生活方式。我花了大量的精力来了解自身的需求，学习了许多心理知识，自身素质得到了实实在在的提高。懂得了付出爱，懂得了考虑别人的感受，逐步摆脱了以自我为中心的思维方式。我感觉自己比发病前更加成熟了，知道以后的路应该怎么走了。

如果精力允许的话，建议大家加强森田疗法与认知行为疗法的学习与践行，慢慢调整，走出抑郁。如果属于严重性抑郁症，则须通过药物治疗来缓解生理症状，好好休息，恢复精力。

第九章
阳光波波论抑郁症与神经质症的
森田疗法应用

一、如何看待抑郁症？

心理压力（产生于心身内外的，对人的心身可能构成威胁、使人产生紧张或不适感的刺激），既可以成为我们心灵的调养剂，也可能是病理心理的滋养源，就看我们是否能够学会与心理压力巧妙相处，是否能成功克服困难和挫折，从而成功消除或消减心理压力。其中的关键，就看我们是否有良好、积极的心态，是否能够正确应对。要达到这一目的，重要的是要了解、掌握心理健康的相关知识，拥有健康的心理素质。现代社会，生活节奏快，信息量爆炸式增长，竞争激烈……每个人都不可避免地承受着种种压力。适度的压力，可起到激励的积极作用。但是，一旦一个人所承受的压力超过一定的度（这个度包括刺激的强度和所感受到压力的时间长度，两者可以叠加，而且每个人所能承受的压力程度会因人而异），就会以某种情绪或躯体症状的形式表现出来——这就已经预示着其心身出现问题需要注意调节了，甚至是已经发病了。从某种意义上说，这些心身反应都是正常的（可以说是我们躯体的一种防御反应，反应过度时就可以说是异常了，这种异常属于量的异常），这些正常出现的、过度的反应（过度后可以说是一种病）其实是一种提示信号，提醒我们需要注意微调之前容易导致心身出现问题的思维方式，以及工作、生活方式，改善认知，以便更好地适应环境，做好工作，过好生活。同时，要注意调节和休养，平时注意生活有节律，古语有云："一张一弛，文武之道也。"如果我们能及时认识到这些症状是提醒我们调整的信号，并且采取相应的措施或行动，那么，这些症状和信号对我们来说就有非常积极的意义，可以让我们在出现疾病的苗头时就采取积极的预防措施，避免最终形成疾病。但是，如果对这些原本是提醒我们调整的信号应对或者处理不当，或置之不理，就容易出现各种各样的症状，抑郁症就是其一。

在精神医学上，异常的分类包括：

量的异常。即原本是我们正常的心理现象，只不过是出现量的过分增加或减少时出现的异常，如抑郁症、神经质症等，这种量的异常是在我们正常心理的延长线上的。

质的异常。质的异常不在我们正常心理的延长线上，是正常人从来没有体验过的，如精神分裂症的妄想等。出现这种质的异常时，就不再是正常的心理现象了，而是俗称的精神病了。

和谐的异常。即患者表现出与周围不能协调的状态，缺乏常识。

在精神医学上，量的异常不算是很严重的病。

对于患有抑郁症或者其他神经质症的患者（甚至其家人）来说，了解必要的相关知识是非常有用的，这有利于自己及早发现和预防甚至治疗疾病。

二、抑郁症的发病特征及治疗

抑郁症是一种心身方面都会出现异常的疾病，而不仅仅是心理出现异常或障碍而已，它是间脑机能失调而导致情绪出现障碍（或说两者互为因果）。需要指出的是，虽然抑郁症是一种病，但却不属于狭义的精神病。因为患者只不过是出现了量的异常，这种量的异常是在我们正常心理的延长线上的，并没有出现不在正常心理延长线上的、正常人从来没有体验过的那些质的异常。而且，抑郁症患者不会失去判断力，其智力的受损和阻碍也只是暂时的。但是，不管怎样，若患者的状况已呈现出明显脱离了正常心理范围的严重抑郁状态（即病态的抑郁状态），就有必要接受专业的治疗。患者的抑郁状态不管是从时间的长度，还是从症状严重的程度，均明显超出了常人的正常抑郁情绪范围。研究表明，脑内的神经递质——5-羟色胺功能不足引发抑郁症，故抗抑郁药对抑郁症的治疗有较好的疗效。抑郁症患者在经过及时、专业的治疗恢复正常后，几乎不会遗留任何缺陷。采用改良的森田心理疗法，再配合药物治疗，会对抑郁症有良好的疗效。

一般抑郁症患者都是很认真、具有执着性格的人，这类人在发病前的优点是：工作热心，有韧性（执着、倔强、不半途而废），认真，守信，严格自律，一丝不苟，不风趣，有强烈的正义感和责任感，细心且不懒散等，但在工作上常会为理想与现实的矛盾而烦恼。这类人在出现情感冲动时无法很快冷静下来，无法像正常人那么快恢复平静，而是需要持续较长甚至很长的时间才能恢复平静，有时甚至引发更强烈的、不正常的情绪。在过于疲劳时，此类人常由于情绪异常兴奋而无法自然休养，因此，其心身往往容易经常处于紧张的状态，无法得到很好的休息、恢复。长此以往，疲劳和紧张就容易积累，从而诱发抑郁症。

抑郁症发病与以下因素有关：体质或素质、特殊性格、压力（如生活状况的改变）、人生目标（生存价值）、价值观等。有抑郁症易感素质的人，当其有心理负担，或因季节（天气）变化，以及生理上的某些原因（如内分泌失调、过度劳累等），都可能出现病情发作。抑郁症是受应激反应压力多方面影响的疾病。

抑郁症可分为以下几类：

1. 生理性抑郁症

生理性抑郁症是由生理疾病引发的。生理性抑郁症又可细分为：①器质性抑郁症，因脑中有器质性病变而产生的；②症状性抑郁症，因身体上的疾病而引发的。

2. 内因性抑郁症

内因性抑郁症指没有什么特别的精神压力就自然而然发作的抑郁症。内因性抑郁症又可细分为：①分裂病性抑郁症，伴有幻觉妄想之类精神分裂症症状；②循环性抑郁症，躁狂症与抑郁症互相交替反复出现；③周期性抑郁症，好转或痊愈一段时间后容易复发；④迟发性抑郁症，初老年期才发作。

3. 心理因素性抑郁症

心理因素性抑郁症主要是心理因素引发的抑郁症。心理因素性抑郁症又可细分为：①神经质症性抑郁症，具有迁延化且症状较轻；②疲惫性抑郁症，心身消耗过度而引发；③反应性抑郁症，遇到了大的精神打击而产生。

由此可见，导致抑郁症发作的原因有各种各样，有些是身体上的因素，有些是心理上的因素，故其类型也有多种，所以对不同的患者应采取相应的治疗方法。不过，抑郁症大体的治疗原则和方法是差不多的，都是以服用抗抑郁药为主（特别是对于中、重度的抑郁症），在症状相对较轻时再给予生活上的指导和心理治疗、调节。对认知方面的扭曲和偏差，如果可能就及时予以干预和修正。对由身体因素引发的抑郁症，在治疗抑郁症的同时，也必须治疗其身体上的疾病。治疗由心理因素引发的抑郁症时，在使用药物治疗的同时，也需要进行心理干预治疗，改善认知、思维方式、工作和生活习惯等。

在抑郁期间，患者的情绪低落，兴趣和动力严重不足，情绪主调是消沉、悲观且容易受到外界的负面刺激而出现情绪恶化，对值得高兴的事无明显反应。一般而言疲劳感很强，精力不足，做什么都提不起劲；活动能力降低，意志力受损，动作变得缓慢，不大想说话，不想做事；思考速度变慢，记忆、判断、计算等能力降低（但并非是智力的实质性受损，而是意志出现障碍的结果，故康复后这些能力不会受损）；自卑感强烈，认知悲观、消极，容易关注消极负面的信息；自律神经失调，往往会出现各种各样的身体症状，如失眠（往往会表现出早醒、睡眠浅、睡眠时间短等）或嗜睡、头痛、头晕、性欲减退、对冷热的抵抗力降低、口干、食欲不振、肠胃功能变差、大小便出现异常（便秘或腹泻、尿频）、感觉异常（如出现麻痹感）、体重减少、呕吐、筋骨痛、神经痛、心悸、呼吸困难、弱视……抑郁症的症状表现可谓多种多样，无法表述穷尽。

在抑郁症发病之前，患者会有一段时间经常性处于焦虑状态。患者处于焦虑状态时间的长短，会有明显的个体差异，这与患者自身的素质，以及其焦虑的程度密切相关。一般来说，患者如果长时间持续处于心身紧张状态的话，其心身能量的平衡就会受到破坏，神经系统自我调节的功能就会失调。如果不及时调整，任其发展的话就会导致抑郁症的发作。

抑郁症发展的过程共可分六个阶段：

在抑郁症发作的第一阶段（轻度抑郁症阶段），人感到怎么也无法鼓足精神，无精打采，往往是懒懒散散地生活着；兴趣消失，且容易喜怒无常；工作效率降低，注意力涣散，缺乏自信，自卑感较为强烈，悲观失望，世界的主调是灰色的，没有希望和激情；食欲减退，即使是好吃的东西也感到无味；出现睡眠障碍；容易出现头晕、口渴、肠胃不适、手脚发麻、抗冷（热）能力降低等反应。此时，如果患者缺乏相关专业知识，就会鞭策自己更加全力以赴地努力工作、学习，以取得心目中的好成绩。但就算是一味着急也难以提高效率，无法取得预期的好成绩，因而更加焦虑、自责和自卑，感到自己是个无用的人，从而陷入恶性循环。此时，如果别人对其鼓励或训斥的话，患者会更加感到无力而增加自责、自罪感。如果在此阶段不能及时接受专业治疗的话，抑郁症往往会进一步发展，进入第二阶段甚至变成迁延性抑郁症（慢性抑郁症）。

在抑郁症的第二阶段（中度抑郁症阶段，属于症状继续加重阶段），患者感到症状明显加重，情绪波动很大，忧郁感、烦躁感增强，变得比第一阶段更加强烈，出现很强的内疚感、自责感和自卑感。对前途完全失去希望，认为自己毫无价值，而且失眠、食欲不振、性欲减退、身体不适感明显增强，逃避与人交往，常有自杀念头。此时如果不及时治疗，有些人继续延续下去就进入了第三、第四阶段。

在抑郁症的第三、第四阶段（重度抑郁症阶段），此阶段症状在精神医学上是属于最严重的，但缺乏专业知识的人反而会误认为症状很轻，因此周围的人由于缺乏对抑郁症相关知识的理解反而导致对其疏于照顾，这会使患者感到更加绝望。在抑郁症的第三阶段（此阶段是抑郁症症状继续恶化的阶段），患者抑郁症的各种症状进一步加重，直至最严重的底端。之后，在患者本身与生俱来的自愈力作用下，抑郁症就进入了第四阶段（此阶段是抑郁症的症状不再继续恶化的触底反弹阶段，但在此阶段还是属于重度抑郁症），虽说此时症状从最严重的底端慢慢有所恢复，但在表面看不到患者症状有改善的迹象。总之，患者在抑郁症的第三、第四阶段，忧郁感最为强烈，兴趣和动力几乎丧失殆尽，往往会产生绝望感，甚至出现

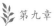

各种强烈的妄想，或出现麻木状态，完全没有食欲，坐立不安或嗜睡。此时，如果任由其继续发展，就会引起身体上的其他疾病，如肺炎或脱水症等并发症。

在抑郁症的第五阶段（抑郁症的康复阶段，属于症状持续缓解阶段），能看到患者的症状有所改善，但依然存在不爱交际、自卑感强、失眠、食欲不振、性欲减退等症状，会出现剧烈频繁的情绪波动，且比第二阶段时波动的情况更为明显，但慢慢都会改善。此时，患者会向周围的人求助，而且客观上稍微变得有些精神、有点儿精力了，话也相应变多了。但在此阶段，患者主观上感到心情还是没有改变，而且会出现剧烈频繁的情绪波动，内心常常痛苦挣扎，并有绝望感，患者在此时期尤其容易出现自杀倾向，故其周围人在此阶段尤其需要采取有效措施防止患者自杀。

在抑郁症的整个发病期，第五阶段是患者情绪波动最为强烈的时期，绝望感最强。剧烈频繁的情绪波动主要表现为：刚因抑郁症而感到痛苦莫名，次日就突然感觉症状明显减轻、状态突然变好、工作或学习效率明显提高了，感觉抑郁症对自己影响已经不大、几乎好了。但这种美妙、良好的感受持续不了几天，患者又感觉到抑郁症的症状明显缠身，又感到痛苦万分并且许多方面都明显受到抑郁症的严重影响了，如此反反复复。总体而言，抑郁症在此阶段是呈螺旋上升式康复的，是在不断好转的。

随着病情不断好转，抑郁症就会进入第六阶段（抑郁症继续康复阶段，属于基本康复阶段），此时患者的情绪依然还有些波动，但相对轻微且波动频率也少很多了，能体验到些许自信，食欲、睡眠、疲劳感、性欲等都有了改善。旁人看来像已经恢复正常了，但患者却还是不能长时间学习、工作，否则容易感到疲劳。因此，患者仍需注意休养，劳逸结合、张（能量支出）弛（能量恢复）有度，根据自身的身心状态和客观条件灵活地、随机应变地调节休息与活动的平衡关系，在心身留有一定余地的情况下决定自己的行动。禁止"努力至上主义"，总体上还是侧重于休养为好。

需注意的是，抑郁症的各个时期并没有明显的界限，而且并不是所有的抑郁症都会发展到属于重度抑郁症的第三、第四阶段，有些患者在轻度抑郁症（第一阶段）或中度抑郁症（第二阶段）之后直接就进入了康复阶段（第五或第六阶段）。有的患者在第五阶段就误认为自己已经痊愈了而着急努力去学习或工作，从而容易导致病情的进一步恶化（因为此时患者的心身状况还是不堪重负的，消耗过大肯定就不利于其进一步康复，从而会使好不容易才有所好转的病情出现恶化），而此时的恶化很容易让患者变得更加绝望，故必须特别注意。就算是到了第六阶段，也还是不能长时间学习、工作，因此，患者在整个康复期都应注意避免陷入"应该主义"的陷阱，不要让自己的精力和能量处于"燃尽"的状态，否则不利于康复。此外，在抑郁症前期的第一、二阶段和后期的第五、六阶段，期间患者的状态会出现明显的周期性波动，即患者在状态恢复正常时，感觉和常人没有多大区别，但在身处低迷期时，则会感到莫名的痛苦，抑郁症状明显，工作或学习效率低下。所不同的是，在前期的第一、二阶段，随着时间的推移，患者抑郁症症状的严重程度逐渐加重，持续的时间也逐渐加长；相反，在后期的第五、六阶段，随着时间的推移，患者抑郁症症状的严重程度逐渐减轻，持续的时间也逐渐缩短。

身处抑郁期间，患者可以根据自己的感觉来大致判断自己的状态，如疲劳感、厌倦感或安心感，从而在平衡自身活动与休息的关系时，从主观上判断自己是否已经到了需要休息的时候，或者是可以适度采取行动以满足自己的"生的欲望"。当疲劳感或厌倦感非常强烈时，说明此时状态是糟糕的，此时不要勉强自己去做什么，而应让自己心安理得地去好好休息。当疲劳感或厌倦感较轻，有想干点儿什么的欲望时，就可以根据自发萌生的欲望，结合生活或工作的需要，适时地积极行动起来。需要指出的是，这种判断要凭自己的感觉，而不是靠理智，不要受"应该主义"束缚，不要误认为是治疗的需要而在疲劳感或厌倦感很严重时也勉强地去行动，那样反而会不利于抑郁症的康复。在整个患病期间，休养是主调，过有规律的生活，注意平衡好活动与休息的关系，修正"应该主义"的思维模式，在保持康复力（心身有余地）的情况下，患者可以而且必须力所能及地、灵活机动地承担日常工作和生活的责任，这可以说是治疗的措施，也是康复的诀窍。积极动起来以及其所带来的成果有助于患者重建自信，并掌握慢慢适应现实生活的能力。患者要适当降低对自己的要求和期望值，回归社会要循序渐进。在整个治疗期间，应确保足剂量、足疗程的药物治疗，定期看医生。

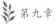

抑郁症治疗和预防的注意要点如下：

·药物治疗为主，确保足剂量、足疗程服用抗抑郁药，辅以心理治疗和调节。

·使患者意识到自己已经病了。如果患者没有觉悟到自己是病患的话，往往会不顾自己的心身状况而不断加压和努力，从而导致心身持续受到折磨，病情会加重、拖延，甚至耽误治疗。应增强患者对抑郁症相关知识的了解，以便更好地进行治疗。

·以休养为主，储备身体和心理能量，过心身自由、有余力的生活。如果可能，再兼顾工作、学习等，注意平衡好动与静之间的关系，特别要注意活动（能量支出）和休息（能量恢复）的平衡，以保留康复所需的心身能量（以患者自己的厌倦感和疲劳感的严重程度作为判别指标）。

·延期做重要的决定。在抑郁状态时，认知是扭曲、消极、悲观的，这时做决定往往会产生很多错误的判断，所做的决定不够客观、理性和正确，在病好后常会后悔，所以延期做重要的决定可以避免很多遗憾。

·拥有感兴趣的东西。这也是治疗措施之一，因为让患者产生兴趣，以此事来滋润生活很重要。

·过规律的生活。这也是治疗措施之一，比如休养、睡觉、散步等都应该有规律、有节奏地进行，这有利于疾病的康复。

·注意培养自发性活动的欲望。应力所能及、灵活机动地维持日常工作和正常生活，尽量过建设性的生活。

·坚持按疗程治疗。不能在病情有所好转后就停止治疗，着急着完全回归社会，应遵医嘱，足疗程治疗。

·患病后，不能向现实投降，更不能从现实中逃走（即不能逃避现实），而应随机应变尽可能地继续好好生活。因为越是逃避就越容易被病症所困扰，越是反抗病情就越严重，应该接纳疾病，与病共存好好生活。

·家人的关心和帮助对康复有好处。家人对患者要温暖、亲切地接受和陪伴，悄悄地在患者背后支持和照顾他。但不要激励或鞭策患者，因为对于抑郁症患者来说，激励或鞭策不仅没用，反而会给其带来心理负担，造成负面影响。身处抑郁期时，患者往往会表现得很懒散，但家人不能因此而对患者进行过分的激励或训斥，否则会使其产生自卑、自责和罪恶感，甚至会导致患者自杀。

·提防患者自杀。必须认识到，除非抑郁症完全得到治愈，否则一直都存在自杀的风险，故周边的人必须采取有效措施来预防患者自杀，以免造成悲剧。

·不要长期过分保护患者。对于抑郁症患者来说，如果没有家人亲切的支持，就很难痊愈；但是，如果患者长期受到过分保护的话，就像小孩经常受溺爱一样，其自立能力会很差，这也是不利于患者康复的。

三、关于神经质症

在森田疗法实践中，森田正马教授称神经质症为"神经质"，高良武久教授称之为"神经质症"。东京慈惠医大名誉教授高良武久博士对神经质症的定义是："神经质症是由心理作用引起的精神或身体，或二者兼有的一种功能障碍，一般表现为慢性固定状态。"可以说，神经质症是一种由精神紧张而积淀下来的心理上的疾病，是因精神上的迷惑曲解、心理冲突、自我暗示等因素而形成的症状，并使之固定化，而绝不是由器质性病变引起的。和抑郁症一样，神经质症也不属于狭义的精神病，患者只是出现了"量"的异常；而且和抑郁症相比，神经质症的严重程度相对较轻，这从神经质症患者的工作能力并没有受到实质的损害而抑郁症患者的工作能力是受到明显的实质损害这一点就可看出。神经质症主要表现为患者具有某种症状，并且这种症状已经给患者造成了心理困扰或对其生活造成了障碍，所以，患者本人有克服症状、从这种症状中解放出来的强烈欲望。此外，患者还有以下一些特点：认知失真、扭曲，病态的心理机制，适应不良，焦虑不安……患有神经质症的话，无论患者本人如何自诉"情况不好"，却怎么也找不出所说的器质性疾病。因此，神经质症是非器质性病，具有偏执性格和神经质性格的人容易患神经质症。

神经质性格倾向有胆小怕事、杞人忧天、规规矩矩、认真、强烈的完美欲、不服输、上进心强、骄傲自大、自我中心、感觉敏锐等特征。神经质性格倾向的形成，既有其体质上、遗传上继承的因素，也有其在婴幼儿时期父母（家人）的教养，以及幼儿园、小学老师的指导等环境方面的因素，是经过累积、叠加而形成的。需要指出的是，无论哪种性格，都有其

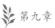

好的一面和坏的一面，关键是要充分发挥出其好的一面。

神经质症患者"生的欲望"强烈，并且其精神能量大多指向心身内部，在疑病体验的诱因作用下，认知会出现偏差和扭曲，常常会把原本正常的、向外的"生的欲望"转变成异常的、向内的"死亡恐怖"，在精神冲突中情绪陷入恶性循环，神经质症就出现了。同样是人的精神能量，如果将自己的精神能量面向外界，从而建设性地发挥自己"生的欲望"，积极行动时，就会成为一个心理健康，积极乐观的人；如果精神能量转向自身、过度关注自己的心身变化、采用非建设性的生活态度，就容易罹患神经质症。因此，治疗神经质症，只要把过多面向自身的精神能量转化为用于面向外界的、从事建设性行动的就可以了。在森田理论指导下，患者通过学习、领悟、实践、体验和修正，就可以达到把"原本过多向内的精神能量转化为用于面向外界的、从事建设性生活的精神能量"这一目的，从而痊愈。

四、抑郁症与神经质症的异同

抑郁症与神经质症是两种不同的病，但存在共患的情况，即这两种症状（或者称之为病）可以在同一名患者身上出现。抑郁症与神经质症的区别不仅仅是程度上的区别，两者之间还有质的区别。具体来说，抑郁症是因大脑的间脑机能发生障碍而引发的一种生理疾病（有研究表明与神经递质——5-羟色胺的异常有关），但也会受到心理因素的影响，其发病诱因往往是心理或应激的因素；而神经质症仅仅是对自己心身状况的过分忧虑，与其说是病，还不如说是受坏习惯或错误认知影响而越来越无法顺利进行日常生活，感觉痛苦和不满的状态，是一种疑病性体验。虽然其有一定的生理因素，但并没有出现明显的生理器质性病变，主要是心理方面的问题（如感觉异常，认知失真、扭曲，呈现出病态的心理机制，社会适应不良等），可以说是心理上的病。因此，对于抑郁症，以药物治疗为主，而在康复的中后期再介入合适的心理治疗，效果会更好；但对于神经质症来说，要以心理治疗为主，以药物治疗为辅。

神经质症的一个显著特点是患者表现出防御的单一性，即患者仅对某一特定的对象感到担心、焦虑甚至恐惧，对其他方面的问题则不是很在意。神经质症的另外一个特点是其症状的主观虚构性，即在旁人看来，患者的症状（情绪或想法等）是没有什么大不了的，是正常人都会偶尔出现的情况，但神经质症患者就认为其症状很严重，如果有这些症状存在，就会严重影响其生活、工作等，因此必须除之而后快。简而言之，就是患者主观上感受到的症状比客观实际上的情况严重得多，这种主观感受是没有客观依据的。从这一点来说，神经质症与抑郁症就有明显的不同，具体表现在神经质症在很大程度上是一种假性的症状，而抑郁症却会对患者造成实际的损害。例如，抑郁症会造成患者精力的实质受损，通过患者的言谈、行动、意欲、动力、睡眠和表情等方面可以鉴别患者的精力是否实质受损。抑郁症患者普遍都没有什么精力，而神经质症者的精力就没有受到明显的影响，只不过是其精力和精神能量使用的方向出现了错误而已。由于受到症状的束缚，在思想矛盾和精神交互作用下，神经质症者把本来应该用来进行外向的、建设性活动方面的精力和精神能量，变成了向内的、用在只关心自己心身状况和消除症状上来了。这是两者之间最大的区别。因此，不同患者就需要采取不同的处理（应对）措施，对于神经质症患者来说，需要在治疗师的指导下去为所当为；而对于抑郁症患者，就需要很好的包容、休养，然后在患者精力和状态允许的情况下力所能及地去为所当为，不要被"应该主义"所束缚。

从客观来看，神经质症没有抑郁症严重，但比抑郁症难治疗，且越逃避就会越被"心病"所困扰。抑郁症和神经质症多发于认真、固执的人。神经质症患者常常会大吵大闹，但却很少发生严重的问题；抑郁症患者虽然不怎么吵闹，却往往会有自杀等意想不到的严重举动。神经质症患者精力充沛，而抑郁症患者则没有什么精神，精力不足，容易疲劳。从以上可以看出抑郁症与神经质症有着明显的区别。参考大原健士郎教授所著《心病透视》的相关内容，分析两者之间的区别如下。

·病前性格。抑郁症患者在病前大多数是以他人为中心的；而神经质症患者的病前性格往往是以自我为中心的。

·自责。抑郁症患者的自责心理是其真实的内心世界，因为抑郁症患者往往是"利他"的，认为许多失败都是自己的原因造成的，因此容易自责，而且其自责往往是扭曲的、不客观的。但是神经质症患者往往是他责，而不是自责。神经质症患者认为自己是如此的痛苦，但周围的人却是那么

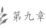

的幸福，这个世界真是不公平！往往其感觉只有自己是最痛苦的，别人的痛苦根本就算不了什么。神经质症患者就算有自责，也往往是"假"的，是一种强迫性的逃避、强迫性的懦弱。

·自杀。抑郁症患者或多或少都有自杀倾向，甚至屡次企图自杀，这种自杀的心态也是真实的，严重的抑郁症患者会付诸行动。神经质症患者或许会表现出强烈的自杀欲（往往是声称要自杀），但内心却很怕死，往往不会有实际的自杀行动。他们的真正目的是想逃避痛苦，想得到别人的同情和帮助。

·痛苦。抑郁症患者的痛苦会带来绝望，当患者身处抑郁状态时，感觉意欲和动力严重丧失，意志力出现障碍，疲劳感很强，各种能力大不如前，如工作能力、活动能力、思维能力、记忆力等方面的能力明显降低，睡眠能力也受到明显损害，一般是早醒，严重者彻夜无法入眠。神经质症患者的痛苦往往是主观的，仅仅是患者的一种主观感受，其各项能力并没有受到明显的、实质性的损害。

·失眠。失眠可以说是抑郁症患者的必发症状，一般是早醒型失眠；也有一些抑郁症患者表现出嗜睡的症状。很多抱怨自己失眠的神经质症患者其实并没有真正的失眠，而是一种失眠恐怖。

·表情。抑郁症患者的话一般很少，表现出无精打采、很疲倦、垂头丧气的样子。神经质症患者往往会经常诉苦，但精神很好。

·精力。抑郁症患者一般来说精力差，很容易感到疲劳。神经质症患者的精力往往并没有受到实质性损害，其疲劳只是一种自诉或者自我感觉。不过，也不排除其由于经常受到过度焦虑、担心、恐惧等负面情绪影响，以及因心理冲突（思想矛盾）、精神交互作用等心理机制消耗了大量的精力和能量，从而出现疲劳的感受。

·情绪。抑郁症患者的情绪容易发生变化，患者的心情时好时坏，有些人一天之中就可以看出其有明显的变化，一般早晨情绪不好，但下午或者傍晚就会有所好转。神经质症患者在一天中往往没有情绪的波动，但会常常诉苦。

·损害。一般来说，抑郁症患者往往是受到实质性的损害（思维、活动意志、记忆力和工作能力等方面），而对于神经质症患者来说，其损害往往带有主观虚构性，患者并没有受到客观、实质性的损害。

·食欲。抑郁症患者食欲受到很大影响，甚至完全没有食欲。神经质症患者大多说自己没有食欲，但却能正常进食，因此其食欲并没有受到实质的影响。

·生的欲望。每个人都有"生的欲望"，这是发展和前进的动力，但抑郁症患者"生的欲望"会明显减弱。神经质症患者"生的欲望"一般较强烈，但由于其精神能量大多指向心身内部、释放到自己的心身方面，并因疑病体验导致认知出现偏差和扭曲，就会把其原本正常的、向外的"生的欲望"转变成异常的、向内的"死亡恐怖"，在心理冲突（思想矛盾）和精神交互作用的机制作用下，情绪陷入恶性循环，从而出现神经质症。

·治疗。对于抑郁症患者来说，抗抑郁药更有效，特别是对于中度以上的抑郁症患者来说。而对于神经质症患者来说，心理（精神）治疗的效果会优于药物治疗。

·用药。对于神经质症患者来说，药物治疗是辅助性的，甚至许多患者完全可以不用药；而药物治疗是目前公认的治疗抑郁症的主要方法。当然，抑郁症也是一种有自愈能力的疾病，有些轻度抑郁症患者不需要药物，也完全可以借助一些外力走出抑郁泥淖。

·康复。在抑郁症康复过程中，一些患者没有感觉到有什么明显的影响因素，一夜之间状态就大好了，而且在感觉状态好转期间，自我感觉与正常人已差别不大。但抑郁症较为容易反复，它的康复呈螺旋上升式。神经质症的康复过程是缓慢的（但如果患者有心机一转的体验——顿悟时，感觉症状也会快速消退），虽然症状也会有所反复，但总体上是坏习惯慢慢消退的过程，并没有像抑郁症那样反复得如此频繁和激烈。

五、森田疗法的应用

（一）应用森田疗法治疗抑郁症与治疗神经质症的不同

就森田疗法的传统操作方法来说，森田疗法的适应证是神经质症，但它的许多理论对抑郁症也有很好的指导作用，将其与药物治疗一起使用，对抑郁症的中后期康复治疗会有较好的效果。

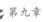

　　需要指出的是，应用于治疗抑郁症的新森田疗法与治疗神经质症的传统森田疗法相比，其指导思想是大不相同的，具有不同的操作方法和理念。因为对于抑郁症患者来说，患者普遍都没有什么精力，而神经质症患者的精力就没有受到实质的影响（这可以说是两者在应用森田疗法时需要注意的最大区别之处），只不过是神经质症患者的精力和精神能量使用的方向错误了，因此，对于神经质症患者来说，主要是怎样改变自己努力的方向，具体就是应用森田疗法的传统理念和操作方法：对症状顺其自然，原样接纳，以消除思想矛盾和精神交互作用；而在行动方面就需要根据患者自己原本的"生的欲望"来进行建设性的生活，为所当为，从而进一步打破精神交互作用。这一过程简称"顺其自然，为所当为"。而对于抑郁症患者来说，就需要在坚持药物治疗的同时，注意进行充分的休养和休息，节约使用自己有限的精力和精神能量来适度满足自己已经萌发的"生的欲望"（对于抑郁症患者来说，其"生的欲望"是较弱的，在抑郁症症状明显期间经常会没有活动的动力和欲望），以保证自己能够最低限度地过好相对正常的生活，同时，为进一步的康复积蓄能量。因此，抑郁症患者的养生要点之一就是要"学会偷懒"，非必要时尽量不要让自己处于"燃尽"的状态，避免自己陷入"应该主义"的牢笼。在此需要说明的是，在抑郁症的康复过程中，有些患者的症状会经常出现反复，这是患者自己无法掌控的。对此，患者要有足够的心理准备，知道这些都是抑郁症康复过程中的正常现象。

　　对于抑郁症患者来说，觉知自己的状态，并根据各时期不同的状态采取相应的"为所当为"措施，对抑郁症的康复是大有好处的，因为这样一来，患者就可以更好地践行"顺其自然，为所能为，为所当为，为所欲为"，即在接纳症状、注意休养和调节的基础上，积极地、力所能及地去行动，同时确保在行动的同时不要使自身处于"燃尽"的状态，保持继续康复所需要的精力与能量。合理兼顾行动与休养，这是抑郁症患者在康复阶段养生时需要注意的要点。

　　当然，坚持积极的治疗（包括药物方面和心理方面的治疗）是患者从抑郁症中康复的至关重要之处。因为抑郁症是一种实实在在的病，是一种患者在生理（躯体）和心理（精神、情绪）上都受到显著影响的病，而并非简单的"心理问题"。抑郁症患者必须有"已经病了"的意识：既然是病了，就应当积极治疗、休养和调节，才能康复。而神经质症（如强迫症、恐怖症、失眠症和焦虑症等）更多的是由于错误的认知导致心理和精神上的冲突，形成了一种恶习后而体现出来的一些症状。从这个意义上来说，把神经质症作为一种恶习而并非是一种疾病来看待更加有利于其矫治。对神经质症的矫治重点在于再教育，即通过改善当事人的认知，改变其努力的方向，用实际行动去从事创造性的活动，就可使处于迷惘之中的当事人摆脱恶性循环，重新回到正常的良性循环中来，这样就可以达到治愈的目的。可以说，这也是药物治疗在应用于治疗抑郁症与神经质症时，其疗效明显不同的原因。

但有些抑郁症患者在临床上单纯依靠药物治疗和休息很难完全治愈，有的患者留下神经衰弱的症状，有的转为慢性抑郁症（病程大于 2 年），有的变为迁延性抑郁症（症状好到一定程度就不再好转）。这些残留症状会给患者的生活质量带来严重影响，这时采用森田疗法就会有好的效果。而对于神经质症患者来说，心理（精神）治疗效果会优于药物治疗的效果。

（二）"为所当为"时需注意的不同点

前文已经说过，抑郁症与神经质症并不是同一类病，它们之间不仅仅是存在严重程度上的区别，而且存在质的区别。抑郁症患者在身处抑郁症状较严重期时，精力和能力都会受到明显影响，其厌倦感和疲劳感都是很重的。此时患者什么都不愿意去干，什么也不想干，感觉就算是一些非常简单的事情，对于患者来说也如登天般难，一般能拖就拖。此时，患者千万不能受"应该主义"束缚而勉强自己去行动，否则只会雪上加霜，使状态更加糟糕。此时正确的做法是：如果什么都不想做，就干脆好好休息，因为此时心安理得地休息就是患者"当为"之事，只有好好休息才最有利于患者从抑郁症中康复。当然，如果患者此时自己有一点活动的意欲，感觉不是特别劳累，就去散散步，或者从事其他任何让自己感到轻松，让情绪和身体得到充分休养的活动，而不强求自己必须去完成什么事情。如果症状进一步加重时，患者连平时喜欢的散步或者放松这么简单的事情都无法去做，更别说其他那些需要更强意志力才能践行的事情了。此时，如果有那么一点意欲和动力去活动，对于抑郁症的康复都有着重要的意义，可

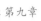

以说，这是患者从抑郁症的低谷中有所恢复的表现。因为患者可以充分利用这种自发萌生的微弱的"生的欲望"，适度鼓励自己积极动起来，慢慢通过行动来进一步激发自己活动的意欲和动力，逐步恢复自信心。

因此，把森田疗法应用在治疗抑郁症时，就需要对"为所当为"做相应的调整，不能拘泥于其在指导神经质症患者时所持的"目的本位"和"行动本位"教条。在抑郁症治疗和康复的各个时期，其"当为"之事是有所不同的。

在抑郁症的症状较为严重时，安静地休息、安心地静养就是患者此时"当为"之事。此时休息和静养的目的是让患者原本疲惫不堪的心身得到放松和恢复，以积攒从抑郁症中康复的能量。在此时期，患者要想方设法创造一个能安心让自己心身得到休养的场所和环境，不要勉强自己去干任何事情。患者如果有条件能够远离工作和家务，并拥有一个有利于自己休养的康复环境，这对走出抑郁是大有好处的。如果患者有条件好好休息，但只是身体在休息，而心情却很难平静下来时，也是无意义的，只有患者心甘情愿彻底休息时，才能慢慢康复。

进入好转期后，在症状有所缓解时，患者的心身能量已有所恢复，故需要相应调整在此期间的"当为"之事。此时，患者的健康能量还很脆弱，但至少已经出现行动的自发性了，那么就可以顺势而为，慢慢培育这种自发性，一点一点地恢复森田先生所说的"生的欲望"。患者要从自己的感觉出发，平衡好活动与休息的关系，在心身留有一定余地的情况下决定自己的行动，通过行动来帮助心身健康的恢复。需要指出的是，此时患者不能受"应该主义"束缚，而是要根据自身的感觉和心身状态来决定是否行动。当然，在心身状况允许的情况下，最初哪怕是迈出一小步，对患者来说也是非常有意义的一大步，因为这本身就是患者病情有所好转的表现。

随着抑郁症的进一步好转，患者进入恢复后期。如前面指出的那样，在抑郁症的康复期间，患者的状态会出现明显的周期性波动，不过，随着时间的推移，抑郁症总体严重程度会逐渐减轻，症状反复时所持续的时间也会逐渐缩短。在状态好转期间，如果让患者每天仍然总是休息，这对患者的康复反而会起到反作用。此时，要引导患者循序渐进地干一些力所能及的工作或家务，尽量恢复患者"生的欲望"，重建患者的自信心。

总之，在抑郁症康复期间，患者要注意觉知自己各时期当下的状态，并根据不同的状态采取相应的"为所当为"措施。身处抑郁期间，患者可以根据自己的某些感觉来大致判断自己的状态，如疲劳感、厌倦感或安心感，从而觉知自己在当时是已经到了需要休息的时候，还是到了可以适度采取行动以满足自己的"生的欲望"的时机。当疲劳感或厌倦感非常强烈时，说明此时的状态是糟糕的，此时就不要勉强自己去做什么，而是鼓励自己心安理得地去好好休息；当疲劳感或厌倦感较轻，有想干点什么的欲望时，就可以根据自发萌生的欲望，结合生活或工作的需要，适时地积极行动起来。需要指出的是，这种判断要凭自己的感觉而不是理智，不要受"应该主义"束缚，不要为了治疗的需要而在疲劳感或厌倦感很严重时也勉强地去行动，那样反而会不利于抑郁症的康复。

患者在有想干点儿什么的欲望的基础上，根据当时的状况和能力水平来"为所能为"，即干一些当时能胜任的事情，同时注意平衡好"为"与"休息"的关系，确保在"为"的同时，能够保留有进一步从抑郁症中康复所需的能量。而且，患者的"为"最好是能够与其现实工作和生活中客观所要求的"为"相一致，即"欲为"与"当为"相一致。如果实在无法一致了也无妨，只要患者的"为"能够满足其欲望，能够带来愉悦感和轻松感就好，因为愉悦感和轻松感对抑郁症的康复来说是至关重要的，出现这些感受是抑郁症大有好转的指征。因此，把三种"为"——为所欲为、为所能为、为所当为——有机地结合起来，让患者能够随机应变地顺势而为，相应承担日常工作和生活的责任，就可以慢慢地恢复"生的欲望"，重建患者的自信心。

而应用传统森田疗法治疗神经质症时，"为所当为"强调患者"不要以情绪为中心、为本位，而是要以行动为本位、以目的为本位积极地去行动"，从而把患者受症状束缚时原本过度指向自己心身的、负向的精神能量转换成指向外界的、正向的、从事建设性行动方面的能量，以充分满足患者自己原本就强烈的"生的欲望"，打破精神交互作用，促使患者摆脱症状的束缚，从而达到治愈的目的。由此可见，抑郁症患者和神经质症患者在应用森田理论所倡导的"为所当为"理念进行自我指导和调节时，其具体操作的指导思想是很不一样的。

在传统森田理论精髓"顺其自然，为所当为"的基础上，针对抑郁症患者"在身处抑郁期间，精力和能力都受到明显影响"的特点，应增加"为所欲为，为所能为"作为其核心的治疗和调节理念，完整表述即为"顺其自然，为所欲为，为所能为，为所当为"，意即患者在身处抑郁期间，要认识到自己已经病了，要学会暂时与抑郁症共存，并学会根据自己不同时期的状态来调节好休养、休息与活动（工作）的平衡关系。

（三）应用森田疗法时其他的注意事项

森田理论认为，任何疾病，治疗的关键都是要尽可能去除有害因素，从疾病的产生和发展过程本身防止其发生恶性循环，从而使病症慢慢消除，得到康复。对心理障碍问题，就更是如此。森田疗法就是通过指导患者在面对抑郁症或者神经质症时学会顺其自然，接受患病的事实，接受其恢复需要一定的时间和过程，在这个过程中注意不要陷入恶性循环，才能充分发挥心身的自然自愈力，这是治疗的关键。在康复过程中，重要的是无论做什么事都量力而行，留有余地，不要过分逞强，不要过分勉强自己。做任何事情都应分清轻重缓急，先从重要的事情入手，在有限的时间和精力范围内，不要什么事都要求面面俱到，该让步的就让步，不要追求百分之百的完美，必要时要依靠别人的力量去完成。总之，自然的调和非常重要，遇事不要勉强，注意保持自然的平衡。

森田理论倡导患者"不要以情绪为中心、为本位，而是要以行动为本位、以目的为本位，事实唯真"。这是针对神经质症患者所提出的实践要求。对于抑郁症患者来说，就需要进行相应的变通，不能一味蛮干。正如前文所述，患者要根据自己不同时期的状况（包括身体和心理的状况）注意把握好行动与休息的尺度，尽量避免自己处于"燃尽"状态，要留出一些让自己从抑郁症中进一步康复的精力与能量。

由于抑郁症和神经质症是两种不同的病，因此对患者就需要采取不同的应对措施。对于神经质症患者来说，需要指示性指导，诱发患者自发性行动，鼓励患者通过建设性行动来满足自己"生的欲望"，从而重新过上建设性生活，不能让患者被过分保护。而对于抑郁症患者来说，就需要在温暖的环境下得到很好的包容以及充分的休养，需要注意休养和坚持药物治疗相结合，不能勉强患者去行动（周围的人应该温馨地在背后支持、帮助患者重新过上建设性生活），在康复的中后期再从非指导性治疗慢慢地转变成指导性治疗。只有在患者感觉自身精力和状态允许的情况下才能力所能及地去"为所当为"。行动的前提是要避免耗尽患者进一步康复所需的心身能量，不要被"应该主义"所束缚。对于抑郁症患者来说，鼓励或责备都是不合适的。

在森田疗法实践中，非常重要的一个内容就是通过体验启发患者把自己的注意焦点指向内心深处的"生的欲望"，感受自身焦虑不安的深处存在着上进心和向上发展的强烈欲望，同时，也要意识到欲望和焦虑不安都是自身精神能量的不同表现。患者不要指望也不可能立即消除自己的症状，而是要学会带着症状去生活。关键在于指导患者将自己的注意力指向内在的需要，并从不同角度去探索自己的"生的欲望"，发现自己内心深处的欲求和自己本来的目的，并发挥自己的优势去实现它，这就要求患者力所能及地积极去行动。森田理论要求患者在感受自己的痛苦和症状存在的同时，要带着不安的情绪，积极地去参加各种有意义的活动，通过行动去体验带着症状参与现实生活的可能性和成就感，从而学会接受症状，并逐渐养成按目的去行动的习惯。需注意的是，患者不能简单地把消除症状作为治疗的目标，而应该首先把自己从反复想消除症状的泥潭中解放出来，然后重新调整生活心态。

不论是抑郁症还是神经质症，经历过的人都体验过其中的痛苦，知道这些痛苦不是一般人能够理解的。在走出这些心理障碍泥潭的过程中，患者更是不知经历过多少挫折，受了多少苦。因此，患者在走出来之后，会更加珍惜健康的生活，更加深刻地认识到"健康才是最宝贵的财富"，也会更珍惜这些经过刻骨铭心的磨难后所获得的快乐感受。因此，患病的体验往往会成为我们今后健康生活的出发点，而且由于自己有过患病的经历与体验，也就容易理解别人的疾病和烦恼了，容易产生同理心，这些对帮助我们处理好人际关系是大有益处的。

更重要的是，我们可以通过患病总结出一些生活经验，改正过去的不良工作和生活习惯，达到"因病消灾"的效果。由此可见，祸福是相依的。

第十章
清风徐来谈抑郁症康复之路

各位老师、同学：

晚上好！

今晚能在中国森田家园和大家一起分享我的一些经历和感悟，我很激动！首先非常感谢施旺红教授和许院长能给我这样一个直面自己、了解自己、提升自己的机会！还要感谢其他老师和各位兄弟姐妹们一年来的陪伴！

我来自安徽农村，1979 年出生，家境贫寒，父母都是地道的农民。我的父亲特别能吃苦，为人忠厚，性子急、脾气暴躁，不过这脾气只是表现在家里面，在外面，他可是出了名的好人。我的母亲勤劳、节俭、敏感多疑、爱焦虑、爱抱怨。童年的记忆里，记不得父母是否曾经笑过，记忆中最深刻的是他们无休止的争吵。田地里永远是干不完的农活，累到他们成天都没有好心情，一点儿小事意见不合，他们就会吵。可爸爸就在自己家里的事都做不完的情况下，却经常帮人家干活，人家一叫，他大多数就会放下自家的事去帮别人做，这其中帮得最多的就是住在我家村后的大姑家。妈妈尤其不喜欢爸爸给大姑家干活，也不喜欢爸爸跟大姑家有任何经济和人情上的往来。爸爸爱喝酒，每次晚上从别人家干完活、吃过晚饭回来，都喝得醉醺醺的，于是妈妈就开始唠叨、抱怨，而喝过酒的爸爸脾气更加暴躁，三言两语，两个人便会立刻吵起来，也会经常打起来。记得有一次，爸爸回来，我正在煤油灯下做作业，他俩又开始吵了，爸爸拿起桌上的一个墨水瓶就砸，溅得我一身的墨水。还有一次，也是晚上，不知他们又因为什么打了起来，在爸爸打妈妈时，我哭喊着去帮妈妈，却激怒了爸爸，他用他的头疯狂地撞着家里的大门。就是这样无数次地吵、打，他们谁也没想着让对方一步。我的妈妈经常在晚上大吵后，会跑到一个离家很远的池塘边独自哭泣。我知道爸爸是不会去劝妈妈回来的，所以每次都是我摸着黑，顶着害怕，深一脚浅一脚地踩着田野里的小路跑去拉妈妈回来。我一边害怕妈妈会想不开，会跳到河里去，一边又害怕去妈妈待的那个地方。因为大人们说，曾有人在那个地方见过水鬼，而且经常还有一些怪鸟叫，即便是白天我一个人都不敢去那儿，更何况是在晚上。但是没有办法，我的妈妈在那儿。我好不容易把她劝回来，妈妈又会开始躺床上不吃饭，有时一连几顿都不吃，我害怕妈妈会被饿死，经常叫村里的人来劝妈妈，劝好久她才会吃。还有一次，妈妈竟然偷偷地喝了家里的农药，幸好被我及时发现了，家里挤满了人，乱作一团，大家不停地用肥皂化成肥皂水，往妈妈的嘴里灌，也许是因为我，妈妈最终选择了自己喝下去那一大脸盆的肥皂水，接着一口一口地往外吐……就是那一次，我第一次发现站在妈妈和我身旁的爸爸，是那么的可怜！那么的无助！妈妈看似柔弱，却以最倔强的方式对抗着爸爸。记得妈妈曾对我说，要不是为了我和哥哥，她很早就会选择离家出走或是自杀了。也许正是爸妈的吵闹，让我过早地感受到了死亡的恐怖。

在爸妈的多次吵闹中，我却一点儿也不记得我的哥哥当时是在哪儿。我的哥哥，人忠厚老实，但脾气也大。感觉从小到大哪怕是天塌下来他都不会管，日子得过且过。

我知道，说起这些痛苦的往事，无论时隔多久，心里还会有不舒服。更何况，我的父亲现在已不在人世了。爸妈争吵了大半辈子，最终在爸爸临走的前几年，两人的关系才有所好转。但是，透过爸妈的过往，我在我身上或多或少地看到了他们的影子，也看到了我是如何以这些模式和我的爱人、孩子相处的，又是如何在不自觉中伤害着他们的，尤其是我的孩子！我的童年里，爸爸不光经常打妈妈，也会经常打骂我和哥哥。记得有一次，因为同村的一个小我两岁的孩子骂了我，我气不过打了他，然后那个孩子的爸妈就气急败坏地到我家理论。爸爸一听说我打了别人，也不问什么原因，就追着我要打。我就拼命地跑，跑进田野，一路跑到旁边的一个村，最终还是挨打了。当时爸爸拿的是褪过叶子的柳树枝，我的额头上被打出了一道道细长的血印，我到现在还记得当时的那种感觉，在被爸爸追的过程中，我特别的害怕，等到真被追到后，被打了，却有种解脱的感觉。后来我有了自己的孩子时，我便也学着爸爸的方式，不听话就批评，甚至会打。痛定思痛，我很庆幸，我及时明白了这些，我还有机会弥补我的过错，不至于再继续深深地伤害我的孩子。

记忆中，爸爸打哥哥比打我还要多，因为哥哥"屡教不改"。而我则能吸取经验，尽量做到更好，所以比哥哥挨打少，这也许就是我日后追求完美的主要原因吧。

20世纪80年代末、90年代初，农村还很少有人家里有电视，也没有其他的娱乐活动。于是一到天黑，特别是夏天，大人们就带上孩子找个有风的地方聚在一起聊天。感觉那时候的村民特别喜欢讲鬼故事，他们说得活灵活现，我不知道其他小朋友当时是什么反应，但当时我听得是毛骨悚然。经常是听过以后回家了，那些恐怖的画面还在脑子里一遍遍地回放着。听到风呼呼的声音，就以为是鬼发出来的声音；看到窗外风吹树枝摇动的影子就认为是鬼来了，常常是用被子裹着头才敢睡。

初中那几年，我发现我们村后的那个村，几乎每年都有一两个中年男人或偏年长一点儿的人死于癌症之类的病。正当那时，我的爷爷也因哮喘去世了，爷爷走时躺在床上的姿势，现在我还清楚地记得，就是那个姿势，让我害怕了好多年。爷爷走后，我不敢以这种姿势入睡，哪怕跟这种姿势沾上一点儿边的姿势我都害怕。有时一觉醒来，发现自己正好是这个姿势或接近这个姿势，就十分恐慌，必须赶紧调整过来。在这期间，我还听家人（或是邻居）说到我奶奶的死因，我奶奶是在四十九岁时去世的，因为平时有高血压，有一天边骂我小姑边弯下腰去捡一个猫咪吃饭的碗，突发脑出血，就那么走了。而且，当时我大姑高血压很严重，经常会晕倒。听邻居说高血压是会遗传的，这种说法让我害怕、担心——高血压会不会也遗传给我？那时的我，对高血压一边恐惧着，同时又似乎感觉到村民对我们家有异样的眼光，在我看来，得了高血压是一件很丢脸的事情。

在上初中那几年，偶尔写字时手臂感觉很沉重，而且手抖得厉害，以至于字写得都歪歪扭扭的。那时候我真的好害怕，因为从来没有过这样，根本不知自己是怎么了。后来妈妈带我到我们那儿的一个乡村私人诊所去看。当时医生就给我量了血压，说是血压高，具体数值忘了。至于手抖到底是怎么回事，我不太记得医生是怎么说的了。我只关注到了自己的血压高，这就好像给我的怀疑又做了一次证实——我果然也遗传了高血压！不过还好，记忆中这种状态只持续了几天，手抖也慢慢好了起来。因为那时候一心只想把书读好，想走出农村这个让我时时恐惧的地方，所以大部分的注意力还是集中在读书上了。那时候大家对高血压也不是那么敏感，不像现在人们常说"三高"，所以后来对高血压的恐惧也慢慢地隐匿，只要不刺激它，也便相安无事。

小时候，胆小、敏感的我，害怕看到妈妈张着嘴睡觉的样子，害怕爸爸打呼噜只出气不进气的样子，我把这些都跟死联系在一起，就这样，"害怕"成了我的生活常态。

我的脸红恐怖也是从初中那几年开始的。记得有一次考试，当时感觉自己特别紧张，脸也好烫，考完出来，我的一位同学看到后用很惊讶的表情、很夸张的语气说："你的脸怎么成了这个样子？一块红一块白的……"那一刻，我不知怎么地就感受到了脸红不好，于是我就开始关注脸红了。只要一紧张，我的脸就能感觉到发烫，然后我就竭力地想控制自己，让自己冷静下来，好让脸不红。但越关注、越控制就越脸红，后来几乎每次考试出来脸都好烫、好红。

1995年，我来到合肥上了一所中专学校。一开始新生都要军训，九月份的天气还挺热的，又因穿着厚厚的校服，成天脸上汗流得湿漉漉的，痒痒的。半个月的军训下来，我的脸上便长了一块大概有一元硬币大小的白斑，到校医务室抹药也不见好，反而越来越白。忽然有一天，我想我是不是得"白癜风"了？因为我们附近村里就有一个老太太满脸花白花白的，小时候看到她都躲，不敢看她的脸。放假回家后，我就叫妈妈陪我去医院看。在去的路上，我的心里特别紧张、害怕，害怕真的是得了白癜风！刚好身旁有一条大河，我和妈妈说着说着，就控制不住自己了，忽然痛哭着对妈妈说："我要真是白癜风的话，我就跳到这河里死了算了，长了满脸，我怎么去见人啊！"去了医院，医生说很像，但也没完全确定，开了一些抹的药，还有服用的药，后来陆陆续续地又看了几家医院，也都没根治。那时有一种药，抹上两三次后，脸上就会被烧破，流着血水，但就算是这样，我都感觉比那白色的看着好看多了。可一次次地表皮长好后，脸上又会一次次地变白起来。于是，我越来越自卑，和同学们说话时，我开始不敢抬头看他们的脸，害怕被他们看到。但又觉得和别人说话时，不看着对方的脸是对别人的不尊重，所以我一直感觉自己的眼神是躲躲闪闪的，不知往哪儿看才好。后来知道自己脸上的白斑并不是白癜风，但依然觉得它影响美观，我依然不敢与别人对视。

还有，那时候感觉自己的普通话也说不好，经常是说之前在心里要先过一遍甚至是好几遍要说的话的正确发音，但是，真正说的时候又不可能完全跟自己事先准备的一致，所以经常是说说忍忍，事前不敢说，事后又责备自己——怎么这么没出息！不过，发音准不准的纠结，在我回老家上班后，便几乎没有了。但随后，我又开始在说话的声调、语速、用词及开口第一句话应该怎么说和说话时该用什么表情上纠结起来，最后只要是跟家人以外的人说话都会特别难受。我害怕在上班、外出、锻炼的路上碰到熟悉的人，因为我害怕在毫无准备的情况下和他们打招呼。所以，那时候若走路去上班，一段路十几分钟却总觉得好长好长，走得也特别的累。要是路上碰见熟人了，老远看到就会担心的不行，会提前纠结着该走到和他多近的距离跟他打招呼呢？第一句该怎么说呢？所以只要是走路，不论是夏天还是冬天，还未到目的地，我的身上早已汗湿，但手脚却是冰凉的。后来，我又特别害怕给家人以外的人打电话，还害怕和别人在一起吃饭、打交道，因为我害怕说不好，害怕眼睛不知怎么看，还害怕听不见别人的话。

也是从中专那几年开始，我发现我在听力上也出现问题了。我的同桌兼室友，我们的关系还不错。记得有一次，她和我说话，我又没听见，她就表现得很生气，冲我发起了脾气，说我故意不听她说话。那时，我也感觉很受伤，我跟她说："我真的是没听见，我真的不是故意不听你的话，我怀疑我听力有问题了。"她说："你根本不是听力有问题，你就是注意力没集中，不想好好听我说！"于是，就从那时起，我对我的听力又开始特别在意了。和别人说话时，我就开始提醒自己注意力要集中，但是越这样提醒，注意力就越没法儿集中。后来上班后，慢慢地在听别人说话这块儿就特别注意，通常在别人开始说话前，我就开始紧张起来，但却又不想让人发觉我的紧张，所以会经常装作听见了。大部分情况，我会不由自主地"嗯、嗯、嗯……"地回应着。这种状况下内心是十分痛苦的，一面不停地提醒自己不要紧张，一面还在为之前的听不见责备自己。有时候对方忽然问我一句"你说是不是？""你说这样好吗？"，或是其他问话，我就完全傻眼了。之前还"嗯、嗯、嗯……"地点头，以示自己听懂了对方的话，这会儿却完全不知如何回答人家的问题，感觉好羞愧，自己的脸开始涨红，同时也感觉自己的表情严重地不自然。有时在第一遍听不见时，偶尔也会鼓起勇气跟别人说："我没听见，麻烦再说一遍。"但在别人重复第二遍时，我仍是处在和紧张作斗争的慌乱之中，于是第二遍，甚至是第三遍还是听不懂。那些时候，真的尴尬到不行，恨不得脚底下立刻有一个地缝钻进去。事后，一个人的时候，脑子里就会回放着刚才那些令人尴尬的场景，一遍遍地放着，没完没了。那时，我体验到的就是那种足以摧毁人意志的强烈的挫败感！

1998年中专毕业，1999年年初我回到老家县城上班，自卑如影随形，因为我的工作有一半的时间是在外单位。刚上班那几年，几乎每到一个单位，人家都要问："你是哪个学校毕业的呀？你的父母是做什么的呀？"我虽然都会老老实实地回答，内心却像扎了根刺，中专学校和农村出来的苦孩子，这些都让我自卑不已。

就这样，过了好几年，岁月褪去了脸上的青涩，人们便很少问起这些，我的心也稍安了一点。但一波未平，一波又起。那时候，我慢慢地对穿衣服挑剔起来，修身一点儿的衣服穿不了。穿出去，就觉得难受，感觉自己好像被这衣服给勒得喘不过气来了，其实衣服根本没有那么紧！有时出门不太远，就必须回家换上宽松的衣服才行，有时没办法回去，那这一天的心思就几乎全放在衣服上了，心情就会糟糕透顶。此外，自己觉得特别好看的衣服我也不能穿出门。记得刚谈恋爱那会儿，我老公花了好几个月的工资给我买了件黑色的长款大衣，我的个子又高，家人、同事都说我穿得很好看，可正因为他们说穿得好看，我就不敢再穿出门了，我怕被别人盯着看。所以每次穿自己觉得好看的衣服出门，我都会幻想："我如果是个隐形人，那该多好啊！"同时，自己觉得不好看的衣服也不能穿出门，又害怕被别人盯着看。

慢慢地，我又发现自己好没耐心，解个难解一点儿的线头或是手提袋的结都会烦躁不已，甚至全身出汗，恨不得立刻把手里的东西统统扔掉。要是发现指甲长了，有时裂开了，哪怕是深夜，如果不立刻起来找指甲刀剪掉，那一夜都别想睡。同样，我也没一点耐心来对待我的孩子，我没耐心陪孩子玩，也没耐心辅导孩子作业。

由于我的工作需要跟数字打交道，一开始上班时感觉自己摁计算器的速度还是很快的，边看边摁，看完数字也便几乎全输入完了。但后来，也不知从何时起，我发现我的速度跟不上了，数字看过后不放心，还要检查一遍，有时甚至是好几遍，弄得自己烦躁不已，后来泛化成拨电话号码也这样了。还有，在工作的时候，身旁不能站人，一站人我就紧张得不行，害怕被别人看到自己做事磨蹭、犹豫不决的样子，只要是有人在我身旁，我就会紧张地出汗、手抖，同时我又会竭力控制自己，尽量不让别人看出来，最后连字都没办法写好了。再后来，在家做菜时，连倒酱油、醋，放盐什么的，生怕放多了，手都会抖，紧张得厉害。

大约在2007年，一天晚上家里进了小偷，偷走了我的手机和钱，临走时，还哐当一声关上了我家的防盗门，把我们一家都吓醒了。小偷就这样大摇大摆地走了，剩下胆小的我提心吊胆地过了好多年。从这以后，我爱人在家的日子还好，我把门用钥匙反锁了，还敢睡。可是紧接着，我爱人就去合肥上班了，只剩我和上幼儿园的女儿在家。我每天绝不会忘记把门反锁上，再用椅子将大门抵上，有时还会想在门上装个报警系统，小偷一碰门就会有提示，我就可以赶紧打电话报警。那时候，我还把我爱人在公安局工作的一位同学的手机号码存了快捷拨号。不光这样，我还要每天把自己的钱包放到客厅的桌子上，方便小偷一来就能找着钱，有时候钱包里剩的钱不多了，无论多晚，我都会跑到楼下的自动取款机上取些钱回来，害怕小偷嫌钱少，还会到房间里来找，吓到我和孩子。即使如此，还是不能完全消除我的担心，有时害怕得都不敢睡觉，经常是天已发白，才能睡一会儿。

也是从2007年开始，我的疑病心理开始加重。前文已经提到，这一年我爱人到合肥上班，我一个人在家既要上班，又要做家务、带孩子，还要看书，考各种各样的试。那时候整天昏昏沉沉的。于是，封存在内心深处的那个高血压恐惧又被翻了出来。越害怕，头就越难受，越难受就越害怕，就这样掉进了这个死循环里，不能自拔！虽然很害怕到医院检查，但对死的恐怖又驱使我不得不一次又一次地去医院做检查、量血压，每次都是鼓起天大的勇气去医院，每次从医院回来，就像得过一场大病似的。尤其是当医生每次问及年龄时，我都难以启齿，当告诉他们28岁时，有的医生就会说："年纪这么小就有高血压呀！"每次听完，我就受不了了。就这样，对高血压的恐惧就一直压在了身上。

2008年夏天，我彻底招架不住了。那一年，我先是做了一个手术，手术中还有不少波折。那天已经被推进手术室了，但因为过度紧张，心跳很快，血压也很高，不能实施原定计划中的脊椎麻醉，又换了一家医院，最后进行静脉麻醉才做了手术。后来我就开始担心，如果我以后还会生其他的病，必须要行脊椎麻醉，而又不能这样打麻醉，我该怎么办啊？手术做完，在家休养刚刚一个月，身体还没有完全恢复，我爸爸却因突发心脏病过世，那年他57岁。我的内心有深深地、挥之不去的自责，因为那时候正值农忙，妈妈在我这里照顾我，爸爸就一个人在家打理着近三十亩的地，回家还要洗衣、做饭，还要为我的身体担心。然而这些自责与失亲之痛却仍抵不住我对自身身体的担心，我害怕我自己在不久的将来也会像我的奶奶和爸爸那样，说离开就离开！于是，失眠！几乎整夜的失眠！偶尔能睡着，却梦到在坟地里跟爸爸和那些已死了的人在一起，然后，又被噩梦吓醒。深夜是恐惧的温床，我真的好害怕每一个漆黑的长夜，我一方面害怕睡不着，另一方面又害怕睡着，我害怕闭上眼就再也睁不开眼！那段时间，实在是太难熬了！

2009年上半年，我哥又突然中风，那年他才32岁。他的血栓堵在了脑干上，虽然救治及时，但也留下了一辈子的后遗症，左边的胳膊和腿脚不像正常人那样灵活了。而且，后遗症还像个不定时的炸弹，不知什么时候又会被突然引爆。

其实从2007年开始，我的一些躯体化的症状也相继明显地出现了。胸闷、后背肌肉酸胀、脖颈紧绷、喉部堵塞、头晕、头痛、牙齿咬紧、手指关节痛、视线模糊、听力越来越差，有时还会感觉手臂里的血管胀痛。严重的时候就只能在床上躺着，什么事都没兴趣做。尤其当时"牙齿咬紧"这一症状，现在回想起来还心有余悸。当时被它折磨得不轻，那时候感觉满嘴的牙都快被自己咬的粉碎了，两边的腮帮子也磨出了两条长长的血泡。我真的不想那么使劲地咬着，可怎么也做不到！我试过往嘴里塞毛巾，试过把筷子放在嘴里以减少牙和牙之间的直接接触，但一会儿难受的感觉还会来。我甚至将筷子截下一小段，然后竖起来放在嘴里，以缓解那种难受的感觉，可一会儿又不行了。即便如此，我那时候都没意识到自己有心理问题，因为自己从来也没有接触过这方面的知识。一开始只是觉得不知道自己怎么了，就好像自己是这个世界的异类，别人都那么轻松地生活着，而我却被这些稀奇古怪的疼痛与烦恼折磨得没完没了。到后来又觉得是心脏不好了，于是又开始隔三岔五地往医院跑，可一次又一次地去医院检查，也没检查出什么大问题来。直到有一天，我的一位闺蜜同学来看我，她也说她睡眠不好，正在上海一家中医院看病，叫我和她一起去看。去了上海，挂了一位名老中医的号，当时他给我开了黛力新和一些中药，我这才知道自己是心理有问题。药取出来，我就迫不及待地吃了一粒黛力新，也不知是药物本身的作用，还是药物对我的心理安慰，在回来的车上，我就一路趴在小桌板上睡回了家，那种久违的感觉真是太好了！

就这样，黛力新一天一粒结合中药连续吃了好长一段时间，后来因为每三个礼拜就要去上海一趟，比较麻烦，就自己停了中药，只吃黛力新，每天一粒。睡眠还不好时，再加一粒，这样总共吃了两三年。当时上海的那个老医生说药要吃上两三年才能停，我想时间也到了，自己的感觉也好了不少，于是就自己逐渐减量把药给停了。可是刚停药，我就感觉自己的"病"又回来了！白天身上各种难受，晚上又开始失眠。于是，黛力新吃吃停停，停停吃吃。2014年年前，我又提心吊胆地停了药。随后，恐惧、失眠又开始慢慢袭击而来，到2014年4月份，我左耳耳鸣的症状又开始出现了，慢慢地右耳又有了，恐惧达到了极点。我似乎又回到了爸爸走后的那段日子，我竭力想一个人忍受着，不想让家人知道。但恐惧如洪水猛兽，内心那脆弱的防堤不堪一击。通常在家人面前，我说着说着就会哭，"崩溃"是常态。就在这以后，我又发生了两次很明显的惊恐发作。"惊恐发作"是我在接触森田疗法后才知道的，但对于当时的我来说，我不知道自己又怎么了，以为自己快要疯了或是要死了。于是我又开始去医院看医生、开药。期间，吃过文拉法辛、西酞普兰、舍曲林等，再配合安眠药，但都服用的时间不长。直到2015年4月份我才不得不到合肥四院（安徽省的精神病院）去看，当时是在电脑上做了好多的题目，做题过程中甚至感觉自己快要不行了，看题反应迟钝，选答案纠结，旁边的医生还不停地在催。后来测试结果出来，说是中到重度抑郁和焦虑。医生看后安排了住院，我不肯，后来又有几次医嘱是住院，我都没住，因为我不想让我的孩子知道她的妈妈曾经住过精神病院，也不想让外人知道。就这样，医生开了度洛西汀和安定，让我至少吃到2016年的4、5月份再决定要不要继续吃。当时医生说，抑郁症有季节性特点，冬季容易复发。其实这次我真的是做了长期服药的准备，哪怕一辈子吃药，也就认了吧，要不然太痛苦了！后期又在四院做了半年每周一次的心理咨询。在这里，我也要感谢这位咨询师，还有一位道家老师对我的陪伴和引导！

在这里重点说一下我长期吃黛力新与度洛西汀这两种药的感受。黛力新，我断断续续地吃了五六年，服用后注意力没办法集中起来，也不想干其他的事情，成天就想睡觉。度洛西汀，不像黛力新那样让人嗜睡，行动上不会受抑制，感觉心情也会好些。这两种药，对我的睡眠都起到了很好的作用，并且是头一天吃，紧接着就会有效果，并不像说明书上说的那样，前两周会感觉很不好，到第三周才有所改善。但这两种药对我的社交恐怖症作用都不大，就算是吃了药出门，在与别人打交道时，还会带着一身的疼痛与难受回来。

2015年11月初的一天，我去新华书店给女儿买书，路过心理学书类，我才知道原来还有这么多的心理学书可以看！之前的那么多年，我一直觉得求医无门！打开了一本本书的扉页，看着一位位作者的简介，最后我选择了第四军医大学施旺红教授的《战胜心魔——抑郁症的森田疗法》这本书，当时感觉如获至宝！一身军装的教授，还有医学博士、心理学专家等这些介绍，让我心中立刻燃起了对未来的希望。因为那时我觉得自己不光是有心理方面的问题，还怀疑有心脑血管方面的问题，要是能遇上一位既精通医学又擅长心理学方面的专家，告诉我这一切到底是怎么回事，那该多好啊！那时候站在书架旁，忽然一下子觉得心头暖暖的，觉得老天还是很眷顾我的，并没有完全遗忘了我。书买回来，迫不及待地一下子就看完了，在教授的书里我又看到了满满的希望，书中介绍的森田先生的疑病及对死的恐怖，就好像写的是我！他能好，我坚信我也一定能好！大家不知道，在这之前我已经有好多年没好好地看进去一本书了，能顺畅地看完一本书，这件事本身让我觉得自己已经向好的一面发展了。之后，我又加了书上留的森田网络学院的QQ群（QQ群号码369256946），原来只是抱着试试看的态度加的，不承想那么快就进群了。接着我又进了中国森田家园群，很快便上了教授12月份安排的一个20课时的森田疗法基本理论及运用技巧课程。这个20个课时的课程还没有完全上完，12月中下旬，一个礼拜的过渡期，我就把药完全停了，而且没有了以往那种一停药就恐慌的心理。教授的课程让我改变了对药的认知，通过学习，再结合我之前那么多年的服药经验，我知道我对药的心理依赖大过药本身的作用。我之前甚至幻想过，如果家人能用其他的和药的形状一模一样的食品来替换我的药，只要我不知道，我想我服用后，睡眠照样会没有问题的。所以心理问题，我想还需心理疏通，药是解决不了根本问题的。

到现在，我已停药快一年了。期间，我也有一些反复，但我都没有想过用吃药来缓解，我相信自己会过来的，事实也证明了这一点。现在我的睡眠完全没有问题了，大部分的症状（包括一些躯体化的症状）都消失了，只剩下对视恐怖偶尔还会来光顾一下，但也能觉知到，也可以及时地调整过来。可能以后还会有反复吧，但是我觉得都不是事儿了。

我想我的改变，第一步是从完全信任教授和森田疗法开始的。第二步是从改变认知开始的。教授的课程里反反复复地提到，我们要改变对症状的认知，我之前从没有认为自己的那些关于病症的想法是错误的或是片面的，只凭自己的习惯性思维和一知半解的知识来想象，大多时候是自己吓自己。学习后，我就有意识地提醒自己在生活中多观察、多留意，发现自己在好多事上的认知真的有很多问题。在这里我举几个亲身例子。

今年七月份，在芜湖参加森田大会期间，我是和另一个来参会的姐妹拼的房。其中一天中午，我们吃完午饭回房间。打开门后，我先去了卫生间，出来时，我清楚地记得卫生间的灯是亮着的，但等那位姐妹进去还未出来时，我却发现卫生间的灯关了，于是我问她："你还在里面没搞好，为什么要关灯啊？"她说："我没关呀？我还以为是你关的呢？"我说："我知道你还在里面，不可能关灯的。""那是不是停电了呀？"我想。于是我走到门厅旁，用手摁着开关，就在这同时，我发现我们没有插房卡，于是掏出房卡插上去，灯又亮了。我们俩都笑了，原来，我俩进门后，房间的灯是开着的，她就以为是我插了房卡，我则以为是她插了房卡，其实都没有。然后我们就只能猜测这应该是这家酒店一个比较人性化的特别设置吧，方便那些晚上进来的客人，让灯在没插房卡的情况下还可以亮一会。这家酒店有异于其他我见过的大部分酒店，在我的认知里，进酒店房间只有先插卡取电才有电，而这家酒店则不是。而且在我们两个人的对话中，我发现不光我一人，那位姐妹也存在着认知错误。

之前，我就特别害怕别人深更半夜打电话来，因为我爸爸过世时就是在深夜里，当时是同村的表姐给我打的电话。所以，有时深夜一听到有电话响，我的第一反应就是有不好的事情发生，然后就特别地害怕。但事实上，从爸爸走后，打来的基本上都是骚扰电话，偶尔也有关于其他平常事的电话。

前不久，我从超市买东西出来，付款时发现钱包不在包里，我的第一反应是被偷了，可仔细一想，有可能是落在家里了，而事实上是落在车上了。

我们在生活中有许多认知的错误和偏差，同样，我们在对自身症状的认知上也有偏差。暑假期间，一位闺蜜来我家，我们俩就面对面地坐在一起聊天，当她在讲一长串的话时，面对她的脸，我竟不知该往哪儿看，于是内心又开始斗争起来，习惯性地竭力掩饰自己，不想让她看出来，可一下子就觉得自己的脸红了起来，感觉表情也不自然了，而且全身都在冒汗。等她把话说完，我就问她，你刚才有注意到我脸红了吗？感觉我的表情不对了吗？她却说，没注意呀，接着又开始津津有味地说了起来。人家根本没在意，也没当回事，而我却把它当作了一件天大的事情。我们就是这样在内心一次次地伤害着自己，而别人却全然不知。

由于在生活中多留意、多观察了，我现在已不太相信自己在第一反应时作出的判断了。比如社交恐怖症，就算我们脸红被别人看见了，别人就一定会认为你是因为社交恐怖症而脸红的吗？感觉到热、头疼或是胃肠不舒服等身体原因，也会脸红的。就算人家知道你是社交恐怖症，人家就一定会嘲笑你吗？我一直容易脸红，但见过我的人都愿意和我相处，他们觉得我真诚、可靠。我有几个特别好的闺蜜，当她们有烦恼又不能在外面说时，她们就会常常来和我说。他们并没有因为我脸红而觉得我不好、瞧不起我，然后不跟我相处，相反，他们跟我相处极好。所以，我们真的不要拿自己的想象来猜别人的想法，然后再拿来伤害自己。

因为我们每个人都不是全能的，所以我想每个人的认知或多或少的都会有错误或偏差，我希望大家平常尽量不要给自己的思维设限，在生活中多体验、多观察，慢慢地你也就不会固执己见了。

改变了一些错误或片面的认知后，我发现自己慢慢地就有了一些自信，那种强烈的预期焦虑与事后自责感明显减轻了很多，也就不太会回避一些该做的事情了。只是有时在事情正在进行的阶段，会不自觉地条件反射地紧张与恐惧起来，但是很快就会觉知到，及时让自己抽离出来。比如说，当我觉知到自己又不知往别人脸上哪儿看时，我的内心就有一个声音——为什么非要强迫自己往别人脸上看呢？你可以不看，待想看时再看。这种自信同样也缓解了我对死的恐惧。

诚然，有百分百的自信并不代表那个"万一"就一定不会有，如果真有那个"万一"，我们尽自己的努力做好该做的，剩下的也就只能接受了。

说到接受，我再来说几个我的亲身体验，我想我应该是做到接受了。

在接触森田疗法前，我感觉只要在独处的时候，大部分时间我都是在担心自己的身体。在和别人交往时，社交恐怖症会冒出来，所以只要是清醒着，感受到的几乎都是恐惧与紧张。记得有一天，我又开始习惯性地在自己的想象中恐惧起来，可那一次我却有了勇气，任自己想象了下去，最后，我想到了我躺在床上已奄奄一息时，我看到了亲人们围在我的身旁，抹着眼泪，我的眼里也噙着泪花，还无力地挤出笑容来想安慰他们，那一刻，我的心很痛！但随即却有了一种凄美的感觉，就这样，我把自己在想象中送到了人生的边缘。那一次，关于"死"的问题，我觉得该想的都想了，也没得想了，慢慢地，我便回到了现实里。是啊，如果真的可能因为遗传原因，我的生命会早早地结束，也许是几十年后，也许是十年后，甚至是五年后，更或者是明天，那么在今天，此时此刻，我没死，我就应该做些什么！不能再让这短暂的生命耗费在与症状的对抗里，越对抗就会越伤害自己。从此，我要好好地爱自己，也要好好地爱我的亲人和身边的一切有缘人，放开手脚去做一些有意义的事情。这个我现在还能看到的世界是如此的美好，我要在有限的时间内好好地去感受这一切的美好！这样真到死的那一天，我想，我也不会带着许多的遗憾离开了。向死而生，会让人活得更明白，会让人生过得更有意义。就像施教授书里所说的："死亡总是与我们如影随形。认识到这一点，我们就会更加珍惜生命。在面对死亡的时候，我们就会更加勇敢和坦然，在生命的最后时刻，体验到人生的意义。"

都说梦是潜意识的反映，在这里我再和大家分享一下我在接触森田疗法后不久做的一个梦。我从一个很高的地方往下坠落，往下落的过程中，我没有害怕。但当发现自己掉进了很深的水里时，我开始害怕了，于是挣扎，但立刻觉察到，我的身旁无人，我的挣扎也只是徒劳，于是便放弃了挣扎，以获取在被淹死前内心的那份安宁。就这样，在梦里我发现自己的呼吸开始均匀起来，就那样安详地慢慢地往水下沉，就好像自己慢慢睡着了一样。

还有，从我怀孕那年起，基本上每年都会有那么一两次胃肠严重不舒服的情况，上吐下泻的那种，有时候坐在马桶上，嘴里还在吐。今年春天又来了一次，深夜里难受得不行，爬起来去卫生间，胃里翻江倒海，不知怎么的，我就一下子晕倒在卫生间里了，在倒下之前的那一刻我感觉到了身体无法控制的难受，紧接着就什么都不知道了。倒下去的声响惊醒了家人，当我睁开眼时，看到妈妈、爱人还有孩子都围在身边，我感觉我是被他们叫醒的。爱人慢慢拉起了我，上床后我的全身都被汗打湿透了。爱人说要打120，我说不用了，我感觉到了那一刻我是冷静的。慢慢地，身体上的难受也好了许多，我躺在床上想着，我若就这样倒下去没再醒来，不就是死了吗？再回想那一刻在卫生间的难受，虽然很难受，但是也缓过来了，还有什么是不能经历的呢？

不论是在想象里，还是在梦里、在现实中，有过这几次对死亡的体验后，我也明白了许多道理。人生是无常的，谁又能真正确定地知道自己的明天会是什么样子呢？但是面对这些无常，我们可以时常保持一种"有常"的乐观心态，苦恼也是一天，开心也是一天，为什么我们总是选择苦恼地过，而不是开开心心地过呢？任何事情都有两面性，你肯往好处想，地狱也会变成天堂！

就像神经症，我之前就觉得老天太不公平了，为什么我身边的人都能开开心心地过着，而我却一直这么生不如死地活着。但现在却不这么想了，我反而要感谢它，是它让我认识到了我性格方面的问题——性子急、脾气暴躁、好胜心强。我奶奶和爸爸的性格都是这样，我想他们的离开跟他们的性格也有很大的关系。还有我的哥哥，虽然没好胜心，但脾气也特别大，一句话听得不舒服就能暴跳起来。在哥哥中风的前几年，他成天只知道待在棋牌室里赌钱，烟不离手，酒量也特别大，经常折腾到深更半夜才回家，饮食上还特喜欢吃荤，不爱运动。我想，这些因素的累积，造成了他那么早中风。最近一年来，随着认知的改变，再加上自己有意识地提醒自己要改变，发现自己越来越能够理解别人了，当能够理解别人后，生气、愤怒等也便没有了。虽然有时也会反复，但总体还是越变越好的。而且我发现，随着我自己的变好，我的家人也越变越好了。自从爸爸过世后妈妈就一直和我住，之前她不爱笑、爱焦虑，但现在我发现她的性格也开朗了许多。我每周回家，给她一个拥抱，也习惯夸赞她了，老人脸上的笑容更增加了我对自己的肯定，自信心也越来越大了。以前家里的事情无论大小，爱人几乎都不做，现在有时他也会帮我做一些事情，而且我发现他也变得会关心人了，感觉家庭气氛也变得活跃了起来。我的孩子一直都很懂事，只是之前我在她的学习上要求过高了。现在当我又在她学习上开始着急上火时，基本上都能立刻觉知到，我就让自己先离开现场一会儿，然后"目的本位"，想办法帮她解决问题，而不是像之前那样，只管发泄自己的情绪，伤到孩子、也伤到自己，事情还放在那没解决，甚至把事情弄得更糟。现在我的孩子在学习上也踏实了不少，每天都干劲十足的样子。

可以说神经症改变了我的人生，在我未来的人生路上，肯定还会有这样那样的挫折与坎坷，我想那都不是事儿了，我都会及时地调整过来的。

最后，我再说说，我对"带着症状去生活"的理解。

我所理解的"带着症状去生活"，其中一种是"无奈的接受"。之前，我无数次地跟症状负隅顽抗，最终是无数次的遍体鳞伤，这么多的痛苦经验终于在接触森田疗法后教会了我——就这样吧，就这样去生活吧。它在，我允许它在；它走，我不欢喜，也不眷恋。另一种"带着症状去生活"，我觉得是我在人生的逆境中必须要持有的一种精神，承受症状带来的伤痛，鼓起勇气，然后坚毅地去生活。

还有一个学会的小技巧，每次在症状来时我就会不自觉地运用它，是很有效果的，即要练习觉知症状的能力，它一来就能够觉知到它，一开始肯定不会马上就能够觉知到，这没关系，我们需要多次在症状中练习，才能慢慢达到当知当觉。然后，注意感受自己的一呼一吸，不要太着急，能感受多少是多少，觉知到自己在症状里，再把自己拉出来，再感受自己的呼吸。这样一次次地练习，你会发现你深陷在症状里的时间会越来越短，也会感到自己的身体越来越轻松。在感受自己呼吸的同时，多观察一下身边的人和物，每个人穿什么样的衣服、身材好不好、路边的大树有多高及叶子是什么形状、这朵花开得多好看呀……肯定有你看不完的风景。然后你会发现这一切竟是如此的美好，那时你也能感觉到你的内心是平和、喜悦的。

最后，我祝愿亲爱的兄弟姐妹们在各位老师的帮助下，都能够早点儿走出来。

清风徐来

2016 年 11 月 11 日

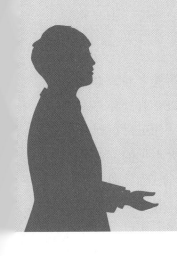

第十一章
森田讲师论抑郁症

一、森田讲师聊抑郁症和抑郁情绪

佛系：原来我真是强迫症，还抑郁，还有社交恐怖症，还疑病。

森田讲师：你有抑郁症？很多人都把一个概念搞混了，总是喜欢把抑郁症和抑郁情绪混在一起！

佛系：抑郁情绪。

森田讲师：其实抑郁症和抑郁情绪完全不一样，因为我得过，所以我知道这其中的区别。改变认知很重要，所以别乱给自己扣帽子，左一个××症，又一个××症的！这样多不好啊！就像以前翔翔说的，这不是比"惨"大赛，不是谁惨谁就赢了！

佛系：是的，但是我更想借鉴各位前辈的经验，症状不重要，重要的是学会看待、包容，适应症状继续努力生活。

森田讲师：比的是在事实和实践中谁走出来，谁就成功了！好汉不提当年勇，用四川话是不是说"中听"？

念·秋：我感觉我怎么什么症状都有。

森田讲师：说明，你的痊愈机会，每天都和你擦肩而过。所以啊，你要珍惜，真正的康复必定是透过症状不断地出现，心态和行为反应有了一个正确的反应模式后，疾病才得以痊愈的！所以症状就像一个载体，像是帮助你康复的工具！所以你为何在意这些东西呢？我认为它的出现是好事，天大的好事，我还想欢迎它再次光临呢。可是它却慢慢地在我身上感觉到自讨没趣，迟迟不肯来了。这说明什么？说明我经得起考验。自然它换方向了，没有继续勾引我而去寻找下一个对象了，所以要有这种心态才行。如果你发现，某天自己真的走出来了，真的康复了，你可以再回头想想，你的那些所谓的症状（烦恼）到底是因为解决而消失不见的，还是因为你做了最简单的一个举动（不管了，不解决了）而不见的，你就明白了！症状因为解决而存在啊，它的消失，绝对不是你的功劳。我反而觉得反复是继续锻炼你的好机会，是自然的力量，自然的规律体现。所以，很多人经常问我，我是用了什么方法而得以痊愈的，我觉得很无奈，也觉得很搞笑，我通常会告诉他"没法"！但，我知道自己是因为慢慢不管而好的，绝对不是掌握了什么方法而好的，甚至我连自己什么时候好的也记不得了，所以说康复的过程其实是不知不觉的过程，各位朋友不要时刻检验自己是否康复了，那样只会加重症状，是无意识地在对抗和排斥，嘴里说接纳，暗地里对抗，这也是自欺欺人！

佛系：真的很感谢能买到施教授的书从而加入这个大家庭，这让我少走了很多弯路，能够在这个时间遇见大家，真的是缘分啊。

施旺红：不断在这里学习成长，帮助别人，提高自己！

森田讲师：所以我才说你们很幸运，花一点儿钱买本书居然可以享用这些经验，想想我以前，走了多少弯路，才最终偶遇了森田疗法，踏上了真正的痊愈道路！所以说，你们真的赚大了。

佛系：是的，乐于助人，也是对自己的提高，一分耕耘一分收获，相信大家一定能够走出来，努力生活。所以说这个公益性的东西，要靠大家接力，互相支持才行。如果我早三年知道有这个群，该有多好，该有多幸运！可是如果始终是如果，时光不会倒流，我失去的东西太多太多了，我走的弯路也太多，太惨了！因为经历刻骨铭心，所以我对分析症状才会如此细致入微！

学员迷茫：走出来了？

森田讲师：是的，珍惜当下，活在今朝。我走出来很久了。

学员迷茫：羡慕，我怎么感觉我没救了。

森田讲师：不得不说老天其实也还算是公平的，至少在经历那么多后，最终还是有非常大的收获和感悟的！是啊，有失去才懂得珍惜，坚持住，都是这样过来的。

二、森田讲师论抑郁症和强迫症的异同

我个人认为，首先，就我得抑郁症和强迫症的经历来看，真正的抑郁症根本就不会和强迫症同一时间得，同一时间发病！所以你们常说的我也有"抑郁症"，其实就是一种误解，因为"抑郁症"和"抑郁情绪"完全不一样！更何况抑郁症和强迫症的痛苦感觉和发病症状也是完全不一样的，但有一点是相同的，那就是它们都是两种极端的痛苦！所以说在两种不同的极端痛苦下，且症状也是大不相同的情况下，根本就不会同时产生抑郁症和强迫症，因为这两者其实是一种对立和冲突的状态。其次，抑郁症的人一遇到困难，一遇到问题，第一个就是想到死，想怎么解脱自己，因为他们觉得"生"的恐惧比"死"的恐惧要大！而强迫症的人会怕死，想生，想生得更好！所以他会尽力来解决那些所谓他认为危险的事，也就是解决症状！所以说原则上强迫症的人是根本不会有自杀行为的。而抑郁症患者一旦决定，比如说跳楼，他就真的会跳，甚至撒腿就跳！这就是强迫症和抑郁症的根本区别。

另外，我认为抑郁症和强迫症相比，还有一个区别点就是抑郁症的人会经常犯错，甚至不怕犯错！因为他很痛苦、很难受的时候，他会懒得管生活上的事，包括大大小小的事，重要的事，等等。但是再看看强迫症患者，他会不停提防、不停检查，尽可能避免犯错误的。一般而言，抑郁症患者是犯错了也不想管，也懒得管！因为他觉得自己这个正在抑郁的这个点更重要，而且还没解决，所以在没想通、没有解决完抑郁这个事情的时候，他没兴趣管其他的事件！而强迫症的人是遇到一个点，就强迫一个点；遇到一个点，就纠缠一个点……因为他觉得什么都重要，什么都需要做到尽善尽美，也就是追求完美！而抑郁症是在一个点、一个事件还没解开之前，其他所有的点、所有的事件都懒得理。因为他遇到的纠结点（通常来说这个点是他觉得比较重要，且有关生死问题的点）把他吸住了，所以他没办法对其他事进行纠结，也没心思去纠结其他点，他所有的注意力都花在这个点上，纠结在这个点上了。在这个点没解开之前，他会觉得除了这个点，其他一切都不重要！

三、在网络森田学院聊抑郁症康复经验

网友：@森田讲师 抑郁症能痊愈吗？

森田讲师：可以的，只是个人认为抑郁症的治疗比较复杂和漫长。我个人认为患抑郁症的人，如果比较严重的话，确实需要有人陪同和鼓励。我个人认为抑郁症更偏向于以药物治疗为主，心理治疗为辅助，进行结合治疗。然后多出去走走看看外面的世界，多交朋友，多去表现自己！抑郁症的人最擅长的就是自我封闭。

森田讲师：抑郁更多的是生理疾病，所以还是要服药，而大多数人的抑郁还没到"症"的地步，只是因为一些事情，处在抑郁状态而已。

森田讲师：还有抑郁症的人，和强迫症的人不同，因为他很多时候的确可以通过工作和行动来转移注意力达到缓解症状，甚至有好转的作用！所以他的治疗方法很多时候和强迫症的截然不同。

祈盼健康平安： @森田讲师 抑郁服药了吗？

念·秋：抑郁症基本症状是不是焦虑、消极、犹豫不决？

森田讲师：我以前服过药啊，但副作用大，吃了之后会打瞌睡，会失眠，会没有食欲什么的，反正副作用很大。

祈盼健康平安：现在不用服药了吧？

森田讲师：我以前吃药，但副作用很大，现在完全不用，抑郁症好了很久了。甚至连当初那种痛苦的感觉是什么样的，我都要回想一下才能说出来。因为太久了，感觉早已消失殆尽，早已淡化得一干二净了。

念·秋：你的这些症状从开始到恢复大概持续了多久？

佛系：我从患病吃了好多药，现在还有耳鸣眼花，现在又在吃补肝肾的药。

念·秋：中药吗？

佛系：中成药，杞菊地黄丸，但是效果不明显。

森田讲师：我从抑郁症再到强迫症的这段痛苦的经历中走过来，从115斤瘦到了86斤，骨瘦如柴。

森田讲师：我觉得我强迫症不是大问题，现在已经不会纠结于症状中，也没什么症状。但说实话，我达不到那种很自信，很快乐的状态，时不时

也会有烦恼，特别是抑郁残留，但我觉得这很正常，因为我本身对于痛苦或者烦恼已抱有接纳态度，所以也没怎么期待一定要有那种活泼开朗的样子，当下是什么，就接纳什么。我现在也还在学习，学习怎么更有效率的提高自我的能力，所以就买了教授的书，重温森田疗法。其实快乐与痛苦，都是一种因果报应，烦恼之类该来的还得来，因为修养层次不够，自然烦恼就多了，生老病死是这段时间我想的比较多的，觉得对不起父母，还没有做出与期待相匹配的事业。

洗洗：@森田讲师 你以前性格就这么爽朗吗？

森田讲师：@洗洗 完全不是。我觉得我和你们说过，我以前是比较内向，比较胆小，比较谨小慎微的人，而且很自卑，这就为我的社交恐怖奠下了基础吧，很小时候就是这样。不敢在人前说话，尤其是在陌生人跟前。

洗洗：啊啊啊啊我也是这样，还老觉得别人讨厌我。

森田讲师：我需要很长一段时间才能适应，嗯，是的。哪怕别人欺负我，我也不会和家人或朋友说，我会选择忍让、原谅。

洗洗：我会心里偷偷记恨。

森田讲师：即使他一次次欺负我，我也会好了伤疤忘了疼。

洗洗：但是很快就忘了，可还是很容易觉得别人讨厌我，莫名其妙的，太敏感了。

森田讲师：哪怕心里恨，我也不会表现出来。会很在意别人的眼光，说话的时候会留意周围所有的动静。

洗洗：我现在会看他过不过分，太过分了，我就翻脸了。

森田讲师：哪怕是一个表情，一个肢体语言，你都觉得与自己有关。

洗洗：而且每做一件事情，脑子里立马就会出现别人对自己的评价！

森田讲师：别人排斥自己，或者厌恶自己，自己是否真的能对此不屑一顾？

森田讲师：我想说的一点就是，治愈不是指我们想象中的那种活泼开朗、无忧无虑的状态，这可能只是少数人的状态。真正的治愈，是指哪怕有症状来，自身拥有较好的调节能力，能跨过去，不被症状所影响，能较好地接纳烦恼，比一般人更加有经验地对待烦恼，这就是我理解的治愈。如果治愈是指以后都没有症状，那我认为这就是一种强迫了。

森田讲师：尤其是回答老师问题的时候，我会很在意别人的眼光，还有很在意老师的评价，于是我就有了一种矛盾，我想大声回答问题，但我又怕回答错误了同学笑我，我想小声回答问题，但老师又批评我，这导致我两难选择，每次紧张得要命。

洗洗：每做一件事情都会想，别人会怎么想，别人会不会觉得我这样很傻？很做作？

森田讲师：最后，发展成一上课就害怕老师会提问我，叫我回答问题，所以我所有的注意力都花在了怎么回答老师的问题上。没有专心听课，所以每次被提问都是哑口无言，手脚发抖。最后，被罚站教室。老师总说我虎头虎脑的，都不知道整天在想什么。发展到后来，我见人就怕，就紧张。尤其是同班的女生，我怕她们会因为以前某些不好的事笑我，打击我，所以我在人群中总是低头匆匆而过。

洗洗：是看教授的社交恐怖的书好的？

森田讲师：看见那些比我成绩好的同学，我会妒忌他们。但同时我也会责怪自己，心里骂自己没用。

念·秋：@森田讲师 可以和我们分享一下你是怎么走出社交恐怖的吗？

森田讲师：@洗洗 我以前压根儿不知道什么是森田疗法，社交恐怖好了很久之后才知道森田疗法的。

洗洗：应该是看教授的书努力实践好的。

森田讲师：也就是说我以前是歪打正着，刚好走对了森田疗法的路，现在回头想想感觉真的很不容易。

洗洗：@森田讲师 你多和别人交流，好么？

念·秋：我从小就有，看了些奇怪的书，说用意志力战胜。

森田学员 向死而生：我想想我以前的事，我觉得自己好恶心。我社交恐怖也好了很多，主要是自己勇敢。

森田讲师：我是因为一次演讲和一个老师的鼓励，有了一种豁出去了的感觉。结果，全班级人都哈哈大笑。为什么，因为我出丑了，之后呢，之后就是大家都认识了我，我想逃避也逃避不了。怎么办呢？硬着头皮上，去交流，去面对嘲笑。慢慢地，我发现自己居然习惯了。而且，我发现我周围的朋友越来越多了。还有，我再也不怕当小丑了，相反我知道了当小丑的好处了，如果你利用得好，这是一个很好的让大家认识你的机会。

洗洗：我以前也经常出丑，现在看来是好事。

森田讲师：后来我大胆表现自己。

森田学员 向死而生：热爱丢脸。

洗洗：我就很害怕被人针对、讨厌。

森田讲师：之后，造就了我的幽默和乐观，遇水搭桥，逢山开路。让我懂得了如何说话，勇于和别人交谈，让我掌握了交往的艺术。慢慢地，我似乎连老师都不怕了，我开始和老师称兄道弟，原因是他们早已熟悉我了。慢慢地，我回头看看自己，我心想，这个是我吗，这个是以前的我吗？为何我可以蜕变得那么快？太不可思议了！所以我觉得社交恐怖对我来说真的很有趣。我很喜欢挑战社交恐怖的问题，原因是我曾经沉沦了差不多五六年，社交恐怖折磨了我五六年。强迫就更了不起了，啥症状都有。什么疑病啊，强迫行为、强迫思维、强迫学习……说两天两夜不一定能说完。当时的每个事件都陷得很深，所以你没发觉我描述症状的时候说得很到位，很细致入微吗？这点我还是比较"自恋"的，因为我对症状的体会比较深。所以说，我的过往非常坎坷，非常曲折。

洗洗：这不算"自恋"。

森田讲师：一个字表达是——惨！两个字是——很惨！三个字是——非常惨！所以你现在才可以看见现在的 MSD 为何可以那么乐观，那么幽默了。因为经历多了，你就会笑着说出来。我有时候甚至怀疑我说的那个不是以前的自己，很难想象我居然可以扛过来，而且还会变得更强大，这点的确是我意想不到的。

飞飞：强迫症是不是在患病的时候情商特别低？

森田讲师：一个得抑郁症，得社交恐怖症的人，居然可以做谈判家，做解决问题的高手！所以说，任何事情发生，必有其目的，必有助于你的成功！这是我的老师告诉我的一句话，我理解就是，苦难是一笔财富，看你懂不懂得运用！但又不得不说，水能载舟亦能覆舟！

施旺红：眼睛是灵魂的窗户，眼神也是人类的重要武器。许多社交恐怖症特别是视线恐惧者，其本质是内心自卑，又不能接纳自己，从而导致内心冲突，恶性循环，最后陷入万丈深渊，被戴上各种精神疾病的帽子。解脱的方法其实很简单，不要我说，答案大家已经心知肚明了。

森田讲师：如果对于这些苦难，你运用得不好，处理得不好，你也会很惨！很痛苦！很久没和大家聊这么多了，有一种宾至如归的感觉。

森田讲师朝花夕拾：@施旺红 感谢教授，通过反复实践接纳自己。

施旺红：@森田讲师 大家受益匪浅，今天因为你，网络学院非常温馨。

森田讲师：@施旺红 哈哈，我何德何能，只能说，这氛围原本就存在在这个群里，我只是起了带动的作用！

施旺红：不要客气，事实唯真！

第十二章
云卷云舒谈森田疗法培训
学习的体会

　　2018年，我（云卷云舒）系统地参加了施旺红教授网络森田疗法培训班，感悟多多。外出旅行当中忽然收到施旺红教授的留言，希望我能够将这段时间以来听课后所写的感悟整理发给他，贴在网络学院里帮助那些有需要的人。我内心有点儿小激动，这是对我学习态度的一种肯定，也让我能够尽自己微薄之力把一点点小收获回馈给更多像我一样神经症的朋友们，希望能对他们产生哪怕一点点的帮助也好。

　　感恩施教授这几个月的辛苦付出，每次利用个人休息时间给大家上课，风雨无阻。

　　有人说："人生就像一场旅行，不必在乎目的地，在乎的是沿途的风景以及看风景的心情！"我想说：学习森田疗法的道路也是这样，不必在乎结果，在乎的是我们要不断地在生活中去践行，安心活好当下，用心感受，顺其自然、为所当为！唯有行，才能获！陶冶自己的森田质性格，做自己的心理咨询师！

2018.1.9

　　昨天第一次上课，听教授讲完感受最深的就是85岁的老奶奶这个案例，对于这么大年龄的老人，教授的帮助就是简单而直接的一句话："症状出来，告诉自己，这个是强迫的想法，是白日梦，不是真的。"老人家年龄大了，记东西、理解东西肯定差强人意，说的深奥或者解释的理论过多，只能让老人家更糊涂。教授就一针见血一句话，提醒患者反复告诉自己就好了。其实不要小看这一句话，细细推敲的话，教授其实是想通过这一句话，不断地加强老人家正面的心理暗示，念得多了，就会潜移默化的改变老人家的认知，认知改变了，一切就会向好的方向发展了！

老人家的案例让我想到我自己，我其实也经常这样，别人无心的一句话，我会在心里反复琢磨，是不是我哪里做得不够好，让别人不高兴了；他这么说，是不是对我有什么看法……诸如此类太多了。有的时候过去几天了可能还会再想起，其实说话的人可能早已经忘记了！我们这类人真的是太敏感了，但没办法，我们只能接受自己的敏感！

2018.1.11

高学历、高智商的美女也一样会遇到这样那样的烦恼，这是昨天听课的感悟，深刻感到教授最后分析案例时一句话完美概括了我当时的心境。看到这个美女时就是在反观自己。所谓当局者迷旁观者清，当作为旁观者看到别人发生的事情时，忽然有种恍然大悟的感觉，原来不过如此。症状是什么？所谓症状就是自己的念头作怪，是个假象，是一些对未来没有发生的事情无用的担忧；为什么会产生这样的症状，是因为自己过于敏感，过于追求完美，不接受改变，不接受事实，总想处于最美好的那种状态之中；怎么办？生活怎么会一帆风顺，人生在世，喜忧参半，有开心就有不开心，生老病死一系列的事情不是这么渺小的我能改变的，唯有顺其自然发展，尽力就好，过去的已经发生不能改变，未来的还没到来不用烦恼，珍惜当下，活好每一个当下就好！为所当为！

2018.1.16

技巧：先听症状，结合自身体验经历，由己推人，产生共情；帮助病人分析发病原因，肯定优点，指出森田质性格。方法：积极心理暗示，培养兴趣爱好，让生活充实起来！

2018.2.26

虽然我不是强迫症患者，但我感觉神经症的本质都是相通的，昨天教授的课告诉我们：第一，症状是什么？不要给自己乱贴标签，乱扣帽子，先把大帽子摘掉，思维强迫也好、行为强迫也好，都是普通人也会有的状态，只不过普通人想过就过了，做过就过了。比如生活中我自己经常也会已经进入电梯了，然后又想会不会门没锁、灯没关呢，然后又会回去重新检查一遍再出来，出来之后我就不会想了。但强迫的人可能会反复想反复检查，反复的原因就是被自己的过度关注强化了行为和想法，最后形成了痛苦的感受，然后又过度关注这个痛苦的感受，结果就形成了精神交互作用。这也是为什么会由强迫行为变成强迫"症"，上升到"症"的高度，其实说白了所谓的"症"就是我们的过度关注、过度强化，由此导致过度痛苦，最后深陷其中不能自拔！第二，怎么办？其实这个怎么办，口号已经喊得很响了：顺其自然，为所当为！但真的要实实在在地做到这八个字，真的是需要不停地修炼自己，陶冶自己的森田质性格，可能一生都在陶冶的路上，但是又有什么其他的出路呢？没有。又有什么更好的捷径呢，没有。唯有自己去行、去做，就像"书读百遍，其意自现"的道理一样，做得多了，慢慢就做到了吧！其实在写这个感悟的时候，自己也还在纠结的路上，算作听课感悟，也算共勉吧！

2018.2.28

近期我的预期焦虑有点反复，时不时地出现躯体症状。今天上午在工作的时候，我再次出现了躯体症状，头晕，感觉站不住，心慌，浑身冒汗，强打精神坚持做完手头的事情，回去坐到办公室里就一动都不想动了。胃里的烧灼感，难过的感受，自己无力坚持工作的感受，一切旧有的情绪把我又带到了痛苦低落的深渊。我想请假逃离这个环境，我想我肯定连下午的工作都无力完成了，我想我以后的工作都不能完成，我想我这些症状什么时候能彻底消失……我一会儿想跟教授院长私聊寻求帮助，一会儿想去群里说说症状，总之念头一个一个徘徊在脑海中。

就在这时，以往一些零零碎碎的森田理论又一会一个地从我的脑海里冒出来，左一句右一句，更是让我莫名烦乱，忽然又想起之前学过的一句话，最难受的时候也要坚持去做该做的事！虽然我一点饿的感觉都没有，胃的烧灼感也没有想吃的欲望，但是我坚持去饭堂，强迫自己吃了一点点东西，然后去午休室看看能不能睡一下缓解一下。半梦半醒之间，我突然想到教授这段时间在课堂上经常说自己做自己的心理咨询师，常用的办法就是列举1、2、3，我反问自己，为什么我不利用这个帮帮自己呢？我开始想，我的症状是什么呢？我预期焦虑，我遇到压力会有躯体症状，会有心慌、头晕、胸闷等一系列难以描述的难受感觉，但去医院检查时，医生说我心脏没有任何器质上的问题，中医也只说我是气血不好等，所以其实我今天上班时的头晕也是不会对我造成什么身体上的影响的。既然这样，那我的这些症状又是因为什么呢？在此又不得不提及教授最近讲的黑猫黄猫的故事，因为我不是黑猫，我不会忍受原发性的痛苦，我把偶发的事情通过精神交互作用一点点放大，泛化到不可挽回的地步，把它变成了一种继发性的痛苦。我痛苦的是我害怕我出现症状时那种恐惧的感受，我不能接受自己有一点点不舒服的感觉，我觉得我应该时时都是舒服的，我不能这样痛苦，我不能再出现症状，我又开始对抗症状、对抗现实了，没有事实唯真。事实就是每个人都会有痛苦，人生苦海，谁能一点儿烦恼痛苦都没有呢？我的一点点痛苦跟那些身患绝症的人比起来已经好太多了！

怎么办呢？（今天下午的工作我怎么完成呢？）我告诉自己这一切恐惧都是自己想象出来的，不是真的，因为还没发生，谁会知道怎么样呢？然后就去做，就去做应该要做的事，管它怎么样呢。目的本位，我暗示自己要把工作完成，哪怕完成的不尽如人意也罢，不去胡思乱想……结果我下午顺顺利利地完成了工作。后来我趁热打铁把这段感悟记录下来，教授的"123理论"用在自己身上原来也是可以的，耶！

2018.3.8

分享学习森田疗法的感悟：自从系统听施教授讲森田疗法课程以来，我确实进步不少，这种进步不是一下子大彻大悟，而是潜移默化的影响与改变。关于影响与改变我想说以下几点。①教授提到强迫症不是病，不要随便扣帽子。主要是因为强迫症的人某些性格特点跟别人不一样而已，不要因为自己的不同而否定自己，没有什么是全坏全好，什么东西都有两面性。②强迫症的很多痛苦都是想象出来的，并不真实。就像我以前有时候总去想不好的事，给自己编造悲情的故事，还没有真实的事情发生就已经给自己编造了一个不好的结局，还沉浸其中。但是当你带着察觉你会发现你自己只是进入了自己的症状，并不是现在的事实。当害怕的时候，可以把想象的和现实存在的拿出来对比，你就知道你只是情绪不好给自己乱编故事而已。③如何识别是否是症状。施教授在昨天的课程中说到，当你在反复地想问题并感到痛苦的时候，就是进入了症状，应赶紧离开。当时我就想到了，我看电视或读文章时，精力过分集中看久了到某一个时刻就会头痛，但是我不知道怎么办，仍然陷进去不能自拔。其实当我头痛时就是症状来了，如果我走开，做做别的事，提醒自己没必要一口气完全看懂，也不再想象有人在逼迫我，或许就会缓解很多，不会陷进去了。等稍微缓解再去做，效果肯定会好很多。 我每一次听课和阅读其他学员的感悟都在慢慢领悟，希望我的分享也能对其他学员有所帮助！也希望各位老师能给我进行指导！

2018.3.13 随笔

既然是随笔，就是想到哪里写到哪里，最近自己的状态没有去年好，总是难受。可能是症状消失，天天都很舒服的日子过久了，就忘了自己是怎样找到这样的感觉了，忘了保持觉知，忘了我们这样的人是需要时时陶冶自己的森田质性格的，这是一辈子的修行。一有压力或处于紧张的工作氛围当中时，如果自己的身体状态又不太好，旧有的模式又被触发了，即不允许自己有一点点不舒服的感觉，不接受自己又出现躯体症状。当难受的感觉突然来临时，马上就惊慌失措了，第一反应就是排斥、抗拒，讨厌害怕恐惧这种感觉，害怕回到原点，害怕所有的努力都付诸东流，越是这样越是难受，不停地关注，最后造成的后果就是又形成精神交互作用的恶性循环。不过我冷静下来思考的时候，发现其实自己的进步还是很大的。就像老师说的，不要怕反复，即使有反复，你也已经在前进的路上了，哪怕进三步退两步，还是前进了一步的，所以想想也是这样的。我现在最起码一遇到症状时，不会像以前那样不知所措了，会在心里告诉自己，即使难受也坚持去做该做的事情，该工作工作，该吃饭吃饭，即使这个过程中依然难受，但应相信症状不会永远不消失，暂时应接受症状，和它和平共处。症状就像拍皮球，你使力（关注）越大，反弹越高，而当你把它静静地抱在怀里时，它也会安静下来，甚至成为你的朋友！没有永远存在的痛苦，也没有永远存在的快乐，应接受无常，允许一切发生，接受，然后去生活。苦难总会过去，幸福总会在不经意间来临，黑夜过后总会有黎明。当一缕晨曦的阳光悄悄地照耀在你身上的时候，你会觉得原来一场梦醒了，一切都是那么美好！共勉！

2018.3.14

一个被诊断为重度抑郁的聪慧少年，一个测试下来 6 项超过 80 分的别人眼中的重度抑郁症患者，昨天的案例听下来让我感触颇多。教授全程的咨询给人的感觉就是理解、支持，像知心朋友一样。初次见面测试的结果让人感到吃惊，但教授没有像其他精神科医生、心理咨询师一样急于给少年贴上这样那样的标签，而是说做这个测试的目的，不是为了诊断，而是为了找清楚他难受的倾向在哪里！一句话马上就让人感受到了放松和理解，为接下来少年敞开心扉的谈话开了个好头。第一，少年的症状是什么？是想，无休无止又找不到出路，想人生的意义，想一切他从脑中冒出来后认为找不到答案的问题。因为找不到答案，所以思考让他更加迷惘了，一时陷于抑郁，一时又陷入亢奋，逐渐陷入了自己给自己编织的网中越裹越紧。第二，为什么会这样？教授没有批判、没有谈理论讲大道理，而是一点点娓娓道来，像聊家常一样，一点点抽丝剥茧地分析，帮这个孩子分析他的想法、经历都是可以被理解的！施教授从他自己在西安交通大学一次偶遇的案例讲起，让少年知道生活中不是只有他自己，也有人像他一样烦恼；引用毕淑敏书中的话，人生是没有任何意义的，但我们每一个人都要为自己确立一个意义，以此进行疏导。讲了玄奘西天取经的故事，又讲了王菲，讲了苦行僧，很多人都有思考人生意义的苦，都有这个过程，这让孩子感到自己不是另类。也聊孩子看的书，虚心向他请教，教学相长，让少年感到被尊重，交流全程就是帮助少年认清他这些症状不是病，是因为他太聪明了，想法太多了，都是正常的，只是因为他得不到认同和理解，然后过度去想，就变成了一种强迫思维！第三，怎么办？天南海北，聊家常一样的咨询让少年越来越放得开。看时机差不多时，教授适时引导少年，你的想法是正常的，不是病，但因为我们身处社会现实中，我们还要回归生活，要让父母放心，让父母宽心，应完成该完成的事情，不能天天沉浸在自己的世界中让自己亲近的人担心，该读书的时候读书，该结婚的时候结婚……其实这不就是告诉少年要顺应自然地去生活，去在最现实的生活当中为所当为吗？！

最后用一句话概括整个咨询：随风潜入夜，润物细无声。

2018.3.20

　　神经症的人经常会觉得自己的痛苦是最特别的，没有人能够像自己这样痛苦，也常常会自我批判，为什么别人都不像我这样，只有我自己这样，我是这样不被理解和与外界格格不入的，从而越发无助痛苦……听教授昨天的课，最大的感受就是原来我不是特别存在的，生活中像我这样的人有很多。教授列举了各种不同身份、不同年龄和不同症状的人，有成功的企业人士、工作细致的会计人员、侃侃而谈的美女主持等。原来人生苦海，芸芸众生，每个人都有烦恼都有痛苦，只不过如人饮水，冷暖自知罢了！

　　下面说说我自己的症状。在一次工作中，我出现了过度通气综合征，那种四肢麻木、呼吸困难的感觉给自己留下了很恐惧的身体感受。在接下来的工作中，又引发了自己的紧张、过度关注，我时刻担心再次经历那种恐怖的感受，尤其是一进入当时事发的那种特定场所中就越发紧张、害怕，结果越发地导致自己的症状频发，最后泛化到不仅仅在特定场所，只要是生活工作中稍微遇到有点压力的事情，自己全身的症状就都出来了，情绪也低落得不行。一度时间我感觉到自己无力再去工作了，前路一片渺茫，不知道自己还会坚持到哪里。这一年多来，我通过学习森田疗法，症状已经越来越轻了，有时候症状仿佛已经消失了，有时候恐惧仍会再次回到起点，再次回到那不知前路、痛苦不堪的经历当中。但无论怎样，有症状也好，无症状也罢，我现在静下心来的时候已经能很清醒客观地看待自己的一切了。像教授说的，所有神经症患者无论症状多么千奇百怪，都有其共同的特点：性格敏感，以自我为中心，追求完美，做事认真，有责任心。这些既是优点，却也是造成我们陷入神经症泥潭的致命之处。敏感的神经会让我们对自己身上一点点的变化都如惊弓之鸟，过度关注，过度紧张，从而形成精神交互作用，我们的过度关注就像给花（症状）施的花肥和清水，当"症状"这棵我们幻想出来的小树苗迅速长成一棵参天大树时，我们只能在自己造出的茂密树荫下苟延残喘了！症状原来不是病，症状是一种病感！另外一个关键的点就是我们的过度追求完美，我们的不允许，不允许自己的人生有苦痛，不允许自己或者亲人发生不如意，不允许自己事情做得不好，不允许这个不允许那个，我们给自己加诸了太多的不允许、不接纳，排斥抗拒痛苦，最后的结果就是我们被自己的追求完美，被自己的不允许弄得筋疲力尽，越发痛苦不堪而不自知！可能很多神经症的人都和我一样有过类似的经历，当深陷症状当中时，第一反应就是求助于医生，怀疑自己是不是得了什么病，可是当我们拿过手中那一张张一切正常的检查单时，那种挫败和迷惘更加让自己感到绝望。当走过若干弯路终于归结到身心医学科的时候，精神科医生马上就是贴标签，焦虑症、强迫症……一顶顶帽子扣下来，然后我们又开始吃药，效果不明显，然后又换药，中药西药无果。无奈，又抱着一丝希望看了一个心理科医生，终是无果而归。后来，我幸运地遇到了教授、许院长和无为老师，是他们让我知道了森田疗法，让我找到了方向。森田疗法像一盏明灯，远远地指引着我们，无论过程多么艰难、前路多么漫漫，它都陪伴着我们，为我们指清方向，在前进的路上我们坚定信念，相信森田疗法，相信教授，坚持去行动，用行动去真正地践行森田疗法。只明白理论没有用，要知行合一，难受的时候去生活，舒服的时候也去生活，做自己该做的，在难受的时候也尽量去行动，哪怕结果不尽如人意，只要我们坚持行动，肯定会有收获。教授说，婴儿没有烦恼，没有痛苦，因为他们每天只知道吃喝拉撒，他们只做好这些人的生存本能就好了，他们不会像我们成人那样东想西想。所以"怎么办"？方法教授早已经告诉我们了——行动。只做不想，或者只做少想，即使想法念头不断也不要停止行动，快乐活在当下，吃饭时欢心吃饭，喝茶时欢心喝茶。这个世界没有完美，接纳允许不完美，我们的人生才会"完美"。

2018.3.27 顺其自然的瓶颈分析

顺其自然的案例断断续续听了几次才听完，中间有的地方因为外界的干扰听得不是很清楚，但听完后对于"症状"和"问题"我心里好像也有了一个大致的自己的想法，试着分析如下：顺其自然的最主要症状就是由于小时候的环境因素造成长期的性格压抑，导致成年后最主要的症状就是与人沟通有困难（当然也有其他方面的症状，但这个是最主要的）。为什么会这样？性格决定命运，因为典型的森田质性格。怎么办？瓶颈在哪里？我觉得案例中的患者对顺其自然的森田理论已经知道的很多了，但也恰恰是这些理论阻止了他的改变。他总想用理论去解决他所面对的问题，用教授的话来说，就是他这样其实也还是在发挥着精神交互作用。他现在最应该做的不是去研究这些理论应该如何应用在症状上，而是应该切切实实地去行动，从小事做起，主动与人交流。教授其实已经明明白白地告诉他了，甚至详细到让他从最亲近的人开始走出第一步，打破自己的现状，如此和妻子，和大哥这些身边最亲的人去交流。因为是亲人，他们会对他更加包容，不管沟通的结果是否理想，但是只要他去做了，这就成功了一半了！所以我觉得顺其自然现在最紧要的就是按照教授的话去做，去找身边的人沟通。沟通时只想目的本位（我只专心做这次沟通），不思考其他的，不被情绪影响，不管是失败的沟通还是成功的沟通，总会慢慢找到最适合自己的那种沟通方式，在行动中也会打破自己固化的思想和行为模式，以后就会越来越好！

2018.5.1

昨天太忙了，今天静心梳理了一下，结合教授的课前问题总结如下：

来访者的主要症状是从高中开始的，13年的失眠史一直在扛，来找教授咨询时感觉已经扛不住了，有想自杀的想法，被医院诊断为重度抑郁，已经无法正常工作了。教授在帮助患者咨询的过程中，先耐心询问她得病的过程，现阶段的状况，吃了哪些药，听到她13年来一直失眠时，教授马上说她太坚强了，充分站在患者的角度去理解她，鼓励她，让患者充分感受到了被理解、被支持。可能因为一直得不到别人的理解，所以当听到教授这些话时，患者一度哽咽。教授在与患者交流中，始终没有任何不耐烦，一直在安抚、开解她，然后讲了很多接地气的事例，比如教授讲一个学生买彩票中了大奖，也失眠了，但这个学生的失眠会影响她的生活吗，会让她痛苦吗，不会，这个失眠反而让她开心，因为她中奖了呀，这是正常的反应；又讲了很多人在遇到事情时都会有睡不着觉的情况，比如每年高考前学生和家长的失眠，但正是因为他们没有把这个当成不正常的情况，所以很快就过去了；又举了为什么婴儿不会失眠的例子，因为婴儿没有那么多想法念头啊；然后又列举了生活中吃饭、如厕等事，该吃饭就吃饭，该去厕所就去厕所，这都是人的本能啊！所以说回来睡觉也是一样的，这是人的自然本能，困了自然就会睡觉。但为什么她会失眠呢？导致她现在问题的心理机制是什么呢？是因为她天天在恐惧睡觉，在想着怎么解决让自己睡着的问题，用她自己的话说，就是一到晚上她就开始害怕、担心。害怕担心什么呢？害怕担心睡不着，越害怕越睡不着，越睡不着越担心。久而久之，这些恐惧已经被她的无限关注放大了，形成了精神交互作用，像一个恶魔，紧紧抓住她不放，让她痛苦不堪！所以教授诊断，导致她失眠的原因主要有两点。一是性格因素：敏感、追求完美、固执、爱钻牛角尖儿，钻进去就出不来了；二是她有时候其实并不是真的没睡着，而是睡眠感的缺乏，因为在咨询的过程中她有几次都在打瞌睡，还能一边听一边睡，这都说明她是能睡着的，只是缺少睡眠感。

那怎么办？最后教授给出的建议：改变对睡眠的不正确认识；不管失眠多么严重，也不会导致死亡；不该想的不要庸人自扰，地球什么时候毁灭不是我们说了算的；几点睡着不用刻意留心，哪怕只是在床上躺着而已，躺着就是休息；不再钻牛角尖儿，顺其自然；远离因失眠而痛苦的恶魔，而想远离恶魔，就不要只停留在思考上，要去做。

全程分析教授咨询的特点，就是秉持同理心的原则，自然、亲切，没有任何指责和批判，只有理解和支持，没有任何高深理论，只有贴近生活的娓娓道来，像一个邻家慈祥的长辈，像一个温暖知心的朋友，在谈笑风生中把问题进行一一分析，为来访者剥开迷雾。如果要说教授用了什么原理和技巧，那就是森田疗法的八个字：顺其自然、为所当为！为教授点赞！

2018.5.3

离上次听课过了几天了，好几次想写感悟不知道怎么写，因为我对这个案例是真的没太听懂，或者说的更准确点儿是没听进去。不知道为什么，这个暂且称为"哲学家"的朋友的倾诉让我从内心有一种排斥。不喜欢他，可能他的负能量太强了，尤其是他放声大哭的那几次我有点儿瞠目结舌，很纳闷一个大男人怎么会这么歇斯底里的痛哭。他的一些症状我也是听的云里雾里，听到最后我内心只有一个感受：同情教授。真心觉得做个心理咨询师不容易，因此也特别佩服教授在这么长的谈话中能始终如一、态度不变地聊下来，其实听到后面我都有点儿烦躁了，而教授依然耐心、细致地去引导、开解"哲学家",这份坚持真心不容易！教授用看破不说破来教导"哲学家",这体现了教授的大智慧。我曲解一下这句"静坐常思己过,闲谈莫论人非",以此来概括这次咨询,前一句用来说"哲学家",静下来一个人时"思"的都是自己的小世界,天天困在自己的症状里,觉得全世界都对不起他,作茧自缚；而后一句来说教授,这次近2个小时的闲谈,没有说"哲学家"一句"是非",全程的包容、耐心不是一般人能做到的！

很喜欢每次课前教授的聊天,教授说每个人都有烦恼,他讲了几年前自己牙疼的经历,讲了最近母亲过世自己的心情……是呀,人生苦海,谁能没有烦恼呢？但像教授说的,我们的烦恼痛苦就像大海里的一滴水,太微不足道了,我们不要天天都围绕着这滴水去生活,而是要把自己的视野放到外面的世界中去,当我们把症状当成影子一样时,我们就能真正地做到顺其自然了。

2018.5.8 换个心境,或者你会得到解脱

听了这些课,感觉昨天的课最有意思,可能是录音里加了在校大学生讨论的环节,让我这个离开大学校园多年的人感受了久违的年轻人身上那种蓬勃向上的青春气息,也感受到了教授工作的不容易！百忙之中还利用自己的休息时间在网络上推广森田疗法,以惠及更多有需要的人,这种精神是让人无比尊敬的！

说说这次案例吧,昨天群里最后卡丁博士的点评分析给这次案例做了一个精美的诠释,我们这些外行人听的是情节,听的是热闹,分析出来的是碎片,不够专业、不够规范,或者是头脑里的思路不是很清晰,但经过卡丁博士的小总结,马上就感觉整个案例的思路全部清晰地呈现出来了。卡丁博士总结教授这次咨询的四个步骤：建立关系（以人为中心）——询问情况（确认问题）——分析解释（心理分析、行为主义、认知疗法等）——提供指导（森田疗法：顺其自然、为所当为）。那我也从这几个环节来梳理这次咨询,见面伊始,因为同是一个学校的缘故,虽然一个身份是教授、一个身份是学生,但我想这个学生能来找教授,就说明他在心里是很认可教授的权威和水平的,对教授也是有所了解和信任的,所以这个关系的建立不难,教授也没有在这上面过多浪费时间,便直接切入主题了。询问他

目前最困扰的问题是什么，来访者陈述自己目前的心理状态，感觉自己快崩溃了，任何时候都在生气，觉得自己无法在学校继续学习下去。起因是三年前军事训练时的一次事故导致骨折，被医生诊断可能会终身残疾，以后可能面临不能得到毕业证，不能入伍等一系列的问题。而这三年来，问题始终得不到解决，导致内心焦虑、崩溃，觉得纠察总是拦住他，总是针对他，总感觉身边的人都不理解他，但有时也觉得问题是出在自己身上……教授了解清楚基本情况后，开始帮助他分析。首先让他自己找出目前最困扰的核心问题，然后没有过多纠结于他的那些负面情绪，而是直接帮他解决问题，建议他把自己现在的心理状态及最想解决的问题手写出来，然后再想办法争取拿到毕业证。解决问题的方法找到了，针对他目前的悲观、灾难性的心理状态，开始疏导他，让他往好的方面想，对医生的话要辩证地听，供血不好也不代表就一定残疾；虽然以后他可能不能入伍，不能继续从事这个专业，但也不代表就不能成功，马云是英语专业，但是在互联网行业颇有建树；即使最坏的结果残疾了，但现在还是能正常行走的，同时举例讲了澳洲的尼克胡哲，天生没有四肢，但现在活得很有价值，成了全球著名的演讲家，出书、娶妻、生子，人生该有的事情一样都没落下，而且用自己的故事激励了很多人、改变了很多人的人生轨迹！教授鼓励他要换个角度去看待自己现在的问题，能解决的尽量去解决，已经发生的只能去面对，纠察盘问不是针对谁，而是他们的职责所在。一系列的举例、开导，其实教授的目的只有一个，想通过改变他的认知，来帮助他建立生活下去的信心和面对一切的勇气！最后适时引导，面对发生的一切，我们努力去解决。人生不如意十之八九，但生活总要继续，换个角度，可能就会看到不一样的结果。写到这里，我想用一个小故事来结束这次感悟——禅师问："你觉得是一粒金子好，还是一堆烂泥好呢？"求道者答："当然是金子啊！"禅师笑问："假如你是一颗种子呢？"其实，换个心境，你就会得到解脱！

2018.5.11

昨天的课听得很过瘾，因为教授开始从专业角度为我们来演示怎样开始一次成功的心理咨询了。可能是自己的角色进行了转换，以前听课都把自己也处在来访者的角度，昨天的课开始把自己假想成一个心理咨询师了

（虽然并不是）。

把教授昨天的课堂内容梳理一下，昨天课程的重点就是讲心理咨询关系的建立：人为什么要来看病？是因为痛苦！那么心理咨询师要做的首先就是帮助病人缓解痛苦，为他指明方向！在此排序第一的应当是语言，语言有强大的力量，一句话可以气死人，也可以救人，"良言一句暖三冬，恶语伤人六月寒"，所以人和人交流之前，要记得存好心，说好话。相同的话，有的人说出来让人如沐春风，有的人说出来让人郁闷厌烦，一句鼓励的话可能会改变人的一生，反而一句讽刺挖苦也可能会让人从此一蹶不振，这里教授举了盲人和囚犯的故事，很有说服力。

接下来教授讲述了心理咨询中的核心技巧"解决情和理"：重点阐述了"情"，以情动人，以理服人，情在前，要让人感觉舒服，要会说话。我觉得这点教授用实际行动给我们做了最好的说明，这段时间听了这么多案例，教授的每一次咨询细想下来真的都是这样实施的，先和来访者建立良好的关系，说共情也好，同理心也好，每次咨询时教授都是以患者的立场为中心，耐心倾听的，对来访者表示理解、接纳，尊重患者的痛苦，没有批判、没有指责、没有扣帽子，如大海包容小溪，好的坏的照单全收，然后又能及时抓住来访者的关键问题，及时分析和引导。所以有的时候我们听教授的案例，听完后感觉好像就像两个朋友在聊天，感受不到医生和患者的身份差别，这就是教授以情动人的缘故！

2018.6.6

最近几节课没有静下心来写听课感悟，因为我的手机最近听课 QQ 视频总是收不到画面，所以每次我都想把这个问题解决了，于是整节课就各种折腾，心里不舒服，结果课也没听好，问题也没有解决！昨天教授说最近是不是天气热，大家都没写什么，我就忽然感觉到自己追求完美的毛病又犯了。

昨天桔梗的案例让我印象深刻，当听到她向教授求助时痛苦无助的声音时，我想每个曾经深陷过症状的人都能感同身受吧！她的症状就是 9 年前一次不好的经历导致她陷入精神交互作用中而不自知，不敢出门，不敢见人！丧失了社会功能。严重的社交恐惧症！为什么会这样呢？其实就是她太敏感了，太在意自己的感受了！追求完美，想彻底消除症状！结果就是适得其反，越陷越深。其实就像教授说的，你没有那么重要，只有你自己在那里胡思乱想，别人哪有时间去看你怎么样，很多时候各种不好的评价都是你自己想出来的！这种情况怎么办呢？最后让我感受最深的就是教授不厌其烦地告诉她：走出去、走出去、走出去！重要的事情说三遍！不要在家里再胡思乱想了，唯有行动才是最好的解决办法，出门去看看美丽的风景，去见各种各样的人。可是桔梗又说自己出去了，但还是不舒服。教授马上一针见血地指出她又犯了追求完美的错误。她又想消灭症状，妄想只通过一次行动就让症状无影无踪，这是不可能的！症状不是被消灭，而是被接纳。在行动中接纳自己的症状，慢慢形成新的条件反射，这是一个循序渐进的过程。只有当你真正去行动了，才会慢慢发现改变悄悄发生了！其实教授也在告诉我们每一个人，理论固然重要，但森田疗法重在行动！大家加油吧，用行动去打破精神交互作用！

2018.6.14 我是一只小小鸟

"有时候我觉得自己像一只小小鸟，想要飞却怎么样也飞不高，也许有一天我栖上了枝头，却成为猎人的目标，我飞上了青天才发现自己，从此无依无靠；每次到了夜深人静的时候，我总是睡不着，我怀疑是不是只有我的明天没有变得更好，未来会怎样，究竟有谁会知道，幸福是否只是一种传说，我永远都找不到……"

赵传的《我是一只小小鸟》是再熟悉不过的一首歌了，但却从来没有任何一个时刻感觉到像昨天晚上在教授的课上听到过的那样好听。可能是好歌还要有好的情境，经过教授的解读后再听这首歌，就有了不一样的感受和心情！人生苦海，起起浮浮，无论是众人眼中功成名就的成功人士，还是小到街头的贩夫走卒，只要活着，就会有烦恼！教授举了很多这样的例子，不一一列举，其实我们只要留心生活，就可以发现很多类似的实例。是啊，人人都有烦恼，人人都有压力，关键是当我们面对压力和烦恼时如何对待。很喜欢教授最后总结时的一句话：你明明只是一只小小鸟，为什么非要让自己变成一只雄鹰？大象有大象的活法，蚂蚁有蚂蚁的活法，平凡不是错，生活中大多是平凡的人，要学会臣服，学会接受，学会放下，放下不是不努力，而是另一种积极面对！

2018.6.15 人为情所困

人活在世，就不只能是一个独立的个体，爱情、友情、亲情……人生苦海，如何在各种"情"中感受到幸福呢？教授昨天的课程引人深思！

爱情，总是让人憧憬！从古至今，看了太多浪漫的桥段，但感觉在生活中还是接地气一些更好。教授的一段视频案例给我们揭示了两个人相处的王道，不能一味只要求对方如何，当柴米油盐酱醋茶的生活淹没了曾经的激情与浪漫时，最好的相处就是互相包容、互相理解、互相关爱，把那份炙热的爱情转化成潺潺的亲情，如此才会细水长流！

友情，总是让人期待！对友情要真诚，但不要奢求别人一样回报；对孤独要能接受面对，要懂得人生得一知己足矣。

亲情，总是让人温暖！这一部分内容也是我昨天听课最喜欢的一部分，可能是因为我是一个孩子的妈妈，昨天教授课上的很多话可以说是金玉良言，让我反思我跟孩子的相处模式。教授从三个方面告诫现在的家长在教育孩子时要警醒的问题，如过度溺爱是伤害，举了杨丽娟追星、死刑犯给妈妈的一封信等实例。惯子如杀子，这是现在社会最普遍的问题，家长们什么都要管，这个不许、那个不能，这个不放心、那个要注意，这样生生折断了许多孩子独立的翅膀，养出了无数的"巨婴"。另外讲到过高期望是伤害，现在中国的家长过度关注孩子的学习，小小年纪就补习班一大堆，天天在孩子面前说别人家的孩子如何努力、成绩如何好，指责孩子学习不认真，这个没完成、那个没做好，同时却忽略了孩子的情感需求。教授讲了一个中学生装病的案例，当一个孩子想到用装病来博取父母的关注时，感觉真是深深的讽刺。有一个例子是讲述一个别人眼中各方面都很优秀的女孩子，却在出国留学第一年就自杀了，留给父母除了深深的伤痛以外，更多的是反思，原来这个女孩在中学时就有强迫症，可是父母只是关注学习，忽略了孩子的感受，也没有及时帮助孩子解决问题，悲剧就这样发生了！严格要求有时也是一种伤害，比如给孩子制定过高的标准、不能犯错、苛求孩子，这些看似是爱，其实是以爱为名在伤害。所以对于做父母的我们来说，教授的一句话说得非常好：生孩子是本能，爱孩子是技能。养育孩子是需要不断学习的，千万不要打着爱孩子的旗号去做一些伤害孩子的事。

其实昨天的课程教授看似讲的是爱情、友情、亲情，感觉好像和森田疗法没有太大的关联，但其实深入思考就会发现，教授的每一句话、每一个提醒其实都是在强调各种感情的处理。要想幸福，那就要"顺其自然"，不强求、不苛求，这就是生活中的森田疗法。

最后，我非常想把这段曾经我很喜欢的发愿文分享给为人父母者，共勉！

从此刻起：我要多鼓励、赞美孩子，而不是批评、指责、埋怨孩子。因为我知道只有鼓励和赞美才能带给孩子自信和力量，批评、指责、埋怨只是在发泄我的情绪，伤害孩子的心灵；

从此刻起：我要用行动去影响孩子，而不是用言语去说教孩子。因为我知道孩子的行为不是被教导而成的，而是被影响而成的；

从此刻起：我要多聆听孩子的心声，而不是急于评断孩子。因为我知道聆听才是最好的沟通；

从此刻起：我要无条件地去爱孩子本来的样子，而不是去爱我要求的样子。因为我知道那是我的自私和自我；

从此刻起：我要学会蹲下来与孩子平等沟通，而不是居高临下的指使孩子。因为我知道强制打压只会带来孩子更强烈的叛逆和反抗；

从此刻起：我要用心去陪伴孩子，而不是心不在焉的敷衍孩子。因为我知道只有真正的陪伴才能让孩子感受到爱的温暖；

从此刻起：我要控制自己的情绪，和孩子一起安静和平地处理好每一个当下。因为我知道脾气和暴力只代表我的无能和对孩子的伤害；

从此刻起：我要积极主动地处理好与爱人的关系，创造一个和谐的家庭环境，绝不让夫妻矛盾影响和伤害到孩子，因为我知道只有夫妻关系和睦才是对孩子最大的爱；

从此刻起：我要让孩子长成他要长成的样子，而不是我期待的样子。因为我知道孩子并不属于我，他只是经由我来到这个世界，去完成他自己的梦想和使命；

从此刻起：我要多为孩子种善因，行善事。因为我知道种善因，方能结善果；

从此刻起：我要通过孩子的问题，找出我自己的问题，修正我自己。

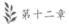

因为我知道孩子所有的问题都是我的问题，我是一切的根源；

从此刻起：我要成为孩子生命中最好的朋友，最亲密的伙伴，最慈爱的爸爸／妈妈！

2018.6.22 思维的陷阱

佛语有云："物随心转，境由心造，烦恼皆心生！"换言之，"一念天堂，一念地狱"！教授的这节课深入浅出地阐述了思维的发展历程。

当人由一个受精卵慢慢在母体发育的时候，大脑也在慢慢形成！刚刚出生的婴儿的思维像一张白纸，干净纯粹，没有一点点污迹和复杂。随着年龄的增长，孩子的思维变得越来越深刻，由小时候少不更事的形象思维变成了抽象的逻辑思维，于是乎各种各样的烦恼也纷至沓来。

听过教授课的人，都会经常听到一句话："我从来不愿意说谁是什么精神疾病，我们都是有烦恼的人！"这句话说得多好！我们的烦恼源于我们自己的心，我们自己的思维，我们的思维过于深刻抽象、过于关注某一个点，我们的性格过于追求完美……正因为如此，我们给自己制造了一个又一个思维陷阱，更可笑的是我们被自己制造的陷阱折磨得痛苦不堪时还不自知，还在拼命去思考，跟自己的思维去斗争，结果陷入精神交互作用。所以我们唯有觉知、认出陷阱、不以幻为真、保持正念、活在当下，才能用行动去打破精神交互作用，冲出自己的思维陷阱。

大道至简！把简单的问题复杂化是找事儿，把复杂的问题简单化是本事！用教授的这句话共勉。

2018.6.28 知识有毒

近几天来身边人热议的话题除了世界杯就是新鲜出炉的高考成绩了，谁家的孩子考得超级好，谁家的孩子没发挥好……昨天在办公室听同事说朋友家的孩子考得很好，清华大学和北京大学都打来电话想录取她。办公室里一时艳羡声四起，当然也包括我！今天一早坐在这里猛然想到前天听教授讲的"知识有毒"这节课，忽然想到，又一批孩子带着憧憬走入大学校园，进入人生的新阶段，诚然，知识会越学越多，但是不是所面对的人生问题也会越来越复杂难解呢？都说知识改变命运，那这种改变是不是也是一半一半呢的？

知识就像双刃剑，用的好了，人生开挂，勇往直前；用得不好，人生枷锁，越挣越紧！这个是从教授课上最后讲的案例中感悟到的。这个案例其实听得挺让人堵心的，一个有点神经质的母亲带出的一个看似沉稳什么都知道一点的儿子，一次小手术，导致两个同样有着疑病素质的人一路求医，一月一次的医院问诊，所有检查结果都正常，但是因为母子俩自以为懂一些医学知识，便反复求证，一副要检查出什么才能罢休的架势把医生搞的即将崩溃，无奈之下求救于教授。可是从头到尾，这个咨询的过程让我深感心理咨询师的不易。他们是两个固执己见的人，母亲更用自己专业的医学知识反复去跟教授说孩子就是有病，而且很严重，教授耐心分析劝解的话一点都听不进去。我感动于教授的耐心，即使那位母亲如此极端，教授还把她留下做最后的努力去开导了。我真心觉得这个母亲一知半解的医学知识和她固执的性格害了孩子，儿子天天和她一样苦恼纠结自己的"病"，不工作，不交女朋友，不接触社会。

由此想到我们这些神经症的朋友们，教授经常说我们这些人都是很聪明的人，可就是因为这个聪明用错了地方，用在天天和自己斗争上，天天和自己纠结上，所以导致症状不断、精神交互。所以说越聪明的人烦恼越多，让我们都做一个大智若愚的人，这是一生要修行的功课！

2018.7.3 死的恐怖——谈谈我对死亡的看法

佛教云："人生有八苦，生苦、老苦、病苦、死苦、爱别离苦、怨憎会苦、求不得苦、五阴炽盛苦。"无论哪一苦都是人们不愿经历的。记得小沈阳的小品里有一句很经典的台词："人的眼睛一闭一睁，一天过去了；人的眼睛一闭不睁，一生过去了！"看似搞笑，可很有道理啊！人生苦海，人从出生到死亡，看似漫长，其实弹指一挥间。人人都怕死，没有几个人能参透生死，佛祖在菩提树下，顿悟成佛，现实生活中我们的修行就在日常里，起心动念，无处不是菩提！

我们来到人世间，无论愿与不愿，死亡都是终点，因此就像教授所说，我们产生死的恐怖也是一种自然的本能。昨天课上录音里的小男孩，那么小，就因为一件偶然的事件产生了对死的恐怖。随着长大，知识越来越多，思维越来越复杂，可能就越发会产生对死的恐怖。我们神经症的人更是如此，与死的恐怖对应的就是生的欲望，我们生的欲望强烈，敏感多疑，一点点思想或者身体上的风吹草动，都会被我们自己想象得无比巨大！怕不干净反复洗手，去医院怕用过的针管没有消毒，医生的诊断怕不正确……这些"怕"其实都是源于我们怕死，但是怕就不死了吗？显然是不可能的。毫无缘由的怕真的毫无意义，生活中需要我们去做的事情太多了，如果把过多的能量消耗在"怕"上面，就会导致我们陷入精神交互作用不能自拔了，所以当我们认清这一点时，就不要再去纠结"怕"和"死"了。既然不能决定，那就更好地去生活，森田疗法给我们的方法多好啊：顺其自然，为所当为！教授给我们引申得多棒，看透但不看破，放下但不放弃！

很喜欢《笑红尘》这首歌：红尘多可笑，痴情最无聊，目空一切也好，此生未了，心却已无所扰，只想换得半世逍遥，醒时对人笑，梦中全忘掉，叹天黑得太早，来生难料……将此歌送给大家，愿我们都能此生未了，心却已无所扰！

2018.7.10 感悟的本质

感悟感悟，何为"感"，何为"悟"？教授昨天的课程给出了深刻精准的解读：感是感受，是人对外界各种信息的自然反应，是被动的、瞬间的，是不需要学习的；悟是领悟，是人类独有的高层次的思维情感反应，是通过认真思考领悟出来的。

既然"感"是本能，那就是我们无法控制和改变的，就像摔了会痛、穿多了会热、穿少了会冷一样；但"悟"学问就大了，一个"悟"字，包含万千种可能，每个人可能都会有自己对人生经历的种种"悟"！比如森田疗法，有的人学了好久，看了各种相关书籍，听了无数次讲座，但收效甚微，不得其法；而有的人可能只看了一篇文章，只听了一次课程，就顿悟了。所以说即使是同一件事情，不同的人也会有不同的感悟。

教授昨天最后分享了自己悟出来的道，我觉得非常有价值，分享给大家：人就是得了神经病的猴子！尤其是我们神经症的人，更是生活在自我想象的虚幻世界里。心理障碍、抑郁、焦虑这些都是概念而已！这话多有深意啊！人如果只有"感"，那就真跟猴子没什么太大区别了，但因为有了"悟"，所以人就变成了高级动物，悟出的东西让自己变成了区别于动物的存在！但有时候这些悟让我们活得很痛苦。人生的本质是苦难，我们所能做的是苦中求乐，化苦为乐！教授给我们指明了方向，快乐靠自己去找，烦恼靠自己去抛，心灵靠自己去主导！应努力把痛苦变成幸福的材料，正所谓"一念天堂，一念地狱"，痛苦还是幸福，是要我们不断感悟的！

2018.7.15 苦乐超然

茫茫宇宙，浩瀚无边，我们赖以生存的地球也只是若干星球中的一个，我们最熟悉亲近的太阳的体积就是地球的130万倍。地球在宇宙中都是那样的渺小，而人又只不过是生活在地球上一种更高级的生物而已。从某种意义上来说，人是那样渺小、微不足道。我们只能探索规律、了解自己，我们无法创造和违背规律，唯一能做的就是遵循规律、顺其自然、适者生存！

无论人还是动物，都有趋利避害的本能，会本能地去选择对自己有利的事情，去逃避对自己不利的事情。对于动物，单纯的趋利就是趋得，避害就是避害，但我们人因为有了高级思维，想的多了、深刻了，促使这个本能就变得复杂起来了。我们不再是单纯地去趋利，也不再单纯地避害，于是我们这些神经症患者就诞生了。因为我们追求完美，只想保留好的感受，只想永远健康快乐，逃避难过，不接受痛苦，不接受疾病，不接受发生在身上的一切不好的感受，于是当我们遇到各种各样所谓的症状时，我们忘记了这只是我们人自身产生的一种正常的应激本能，就像饥饿的时候头会晕，跑步的时候会出汗，蹲的时间久了腿会麻一样……这些是身体的一种本能，是身体的一种自发的保护而已。一般而言，我们不需要特意去做什么，顺其自然，慢慢就会过去，因为人的身体都有强大的自愈能力。但神经症的人做了什么呢？我们拼命去打压、去拒绝、去对抗这些难过和"症状"，想消灭它们，想让它们消失，但当我们这样做的时候，殊不知我们却违背了最原始最自然的规律，所以我们会更难受、更痛苦，便由此陷入精神交互作用中不能自拔了。

这几天脑海里经常会出现教授在课前说的那句话："痛苦就痛苦吧，喜悦就喜悦吧！"简单的十二个字，却概括出了一种超然的生活境界！是啊，痛苦就痛苦吧，快乐就快乐吧！这才是生活！

2018.7.22 教授的"123"之生活运用

此时此刻，我坐在从青海湖开往西宁的大巴车上，车窗外群山连绵，车沿青海湖一路驰骋，我欣赏着窗外水天一色的美丽风景，用手机赶紧记录下心得，分享给大家！

　　青海湖属于高原地带，海拔 3000 多米，昨天的旅行非常愉快，除了下午有一点轻微的高原反应外，其他都很开心。但是可能身体素质比较差，一天比较累，晚上回到宾馆后，当我躺在床上时，白天美丽风景分散的注意力全部回到了身体上。我感觉自己心脏很不舒服，心跳很快，肩膀开始痛，胸闷。我有点儿紧张，内心不停地告诉自己：要放松，这是正常的高原反应。可是安静的夜里，人的感觉变得分外敏感，我感觉呼吸都有些困难，随之而来各种不好的念头纷杂而至。我想这里位置偏僻，我会不会不行了，我要去医院可是这里没有怎么办……我坐立难安，起来找了一些药吃了，可是躺下来还是不行，反而因为这寒冷的夜而开始浑身发抖，冷得像筛糠一样！

　　虽然身体上很难受，但头脑却越发清醒，我开始强迫自己冷静下来，脑子里突然冒出了教授课上反复说的"123"！首先，症状是我现在心跳很快，呼吸困难等，但这些症状是高原反应，是正常的，不同的人到海拔高的地方可能都多少会出现这样的症状。其次，为什么会这样严重？因为我过分敏感，过分关注，我在不停地强化这种感受，把这种症状想得过于灾难化了。最后，怎么办？我开始试着用呼吸来让自己尽量放松下来，然后闭上眼睛，告诉自己这些念头或想法不一定都是真的，我只是在自己吓自己。然后心里想到教授说过的关于失眠的问题，无论你能不能睡着，都闭目养神，即使睡不着，那就睡不着吧，闭上眼睛也是在休息！不要要求必须睡多久，只要这样做了，就不去管结果了。我在大脑里不停地这样跟自己对话，不知道什么时候慢慢睡着了。虽然一晚上我只睡了两三个小时，但终于把这难熬的一夜过去了！

　　我早上起来，马上就想把这个过程分享给大家，希望能帮到大家！

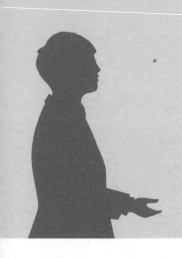

附　录

附录 1
抑郁症的自我测试

	偶有	少有	常有	持续
1. 我觉得闷闷不乐，情绪低沉	1	2	3	4
2. 我觉得一天之中早晨最好	1	2	3	4
3. 我一阵阵哭出来或者觉得想哭	1	2	3	4
4. 我晚上睡眠不好	1	2	3	4
5. 我吃得跟平常一样多	4	3	2	1
6. 我与异性接触时和以往一样感到愉快	4	3	2	1
7. 我发觉我的体重在下降	1	2	3	4
8. 我有便秘的苦恼	1	2	3	4
9. 我心跳比平时快	1	2	3	4
10. 我无缘无故地感到疲乏	1	2	3	4
11. 我的头脑跟平常一样清楚	4	3	2	1
12. 我觉得经常做的事情并没有困难	4	3	2	1
13. 我觉得不安而平静不下来	1	2	3	4
14. 我对将来抱有希望	4	3	2	1
15. 我比平常容易生气激动	1	2	3	4

16. 我觉得做决定是容易的　　　　　　　　4　　3　　2　　1

17. 我觉得自己是个有用的人，有人需要我　4　　3　　2　　1

18. 我的生活过得很有意思　　　　　　　　4　　3　　2　　1

19. 我认为如果我死了，别人会活得好些　　1　　2　　3　　4

20. 平常感兴趣的事我仍然感兴趣　　　　　4　　3　　2　　1

　　抑郁严重度指数　=　各条目累计分／80

　　0.5 以下为无抑郁；0.5~0.59 为轻微至轻度抑郁；0.6~0.69 为中至重度抑郁；0.7 以上为重度抑郁。

附录 2
森田神经质的诊断标准

为了更深入地研究推广森田疗法，1990 年，在大原健士郎理事长的倡导下，成立了森田神经质诊断标准委员会，会长为蓝泽镇雄。森田神经质诊断标准委员会以森田、高良描述的森田质的 8 项特征，以及东京慈惠会医科大学第三医院创立的森田神经质诊断面谈法（Diagnostic Interview for Morita，DIM）为基础，对日本几乎所有著名的森田疗法专家进行了两次调查，并于 1995 年在森田疗法学会杂志上发表了《关于森田神经质的诊断标准》的研究报告。

森田神经质的诊断标准如下。

一、症状上的特征

应满足 A、B 的标准，同时 C 的 5 个标准中应满足 3 项：

A. 对症状具有异常感，伴有苦恼、痛苦、病感（异质性）。

B. 对自己现有状态（性格、症状、烦恼）不能适应环境而感到焦虑（适应不安）。

C. 症状的内容及对症状的认知等项目中，满足 3 项以上：

①由于症状（烦恼）引起的预期焦虑（预期焦虑）；

②症状（烦恼）的焦点明确（主要是针对一件事情烦恼）；

③认为自己的症状是特别的，特殊的（夸大症状）；

④具有想消除症状的强烈愿望（求治欲望）；

⑤症状内容与日常生活情感相关，可以了解（了解可能性）。

二、症状形成的机制

在此，必须满足以下 2 个标准：

A.必须确认精神交互作用，把握由于注意和感觉（症状）的相互激活而使症状明显化，注意固着、狭窄而陷入恶性循环。

B.消除症状的强烈欲望：

①认为只要消除症状，就能做自己期望做的事，或完全没有焦虑、恐惧的状态；

②由于理想自我与现实自我的差距而产生的内心冲突。

三、性格特征

A.内向性、弱力性。

①内向性：对自己的现状过度内省，有劣等感；

②顾虑性：拘泥于细节，难以自拔；

③易受伤害性，过敏性：容易因别人的言行受到伤害，过分在意别人的言行；

④疑病性：有对自己的身体和症状过分敏感的倾向；

⑤被动性：缺乏主动性，易消极，对新事物接受慢。

B.强迫性、强力性。

①求全欲强：强迫追求完善，不这样做就不行；

②优越欲强：厌恶失败；

③自尊欲强：自尊心强，希望有好的评价；

④健康欲强：总想身心健康，期望完全没有焦虑；

⑤支配欲强：按照自己的想法把握自己及周围的欲望强烈。

四、注意事项

A.有抑郁症状时应慎重，注意与抑郁症鉴别。

B.注意把握症状形成过程中恶性循环的明显性。

C.性格特征中，至少各满足1项，如果有明显的冲动性和暴力行为的患者，应慎重（与境界性人格障碍区分）。

附录 3
森田理论学习要点

生活发现会为了帮助听众更方便地学习森田理论，于 1996 年 6 月编辑了一部森田理论学习要点的手册，全文抄录如下。

一、学习的要点

现在我们开始按以下学习纲要，循序渐进地学习森田理论。该怎样学，哪些地方该注意什么，在进行理论学习之前，让我们先掌握以下要点。

（1）了解神经质症状的本质。

·为治疗症状，了解正在烦恼的症状是什么，这是非常重要的。

·症状并非疾病，了解它不是器质性的、精神性的疾病。

·如果把所谓症状看作是疾病（异常），那便是一种认知上的错误。

（2）把作为正常人拥有的东西看作是异常，这是对人性的一种错误认识。

（3）认清努力的方向，否则错误的认识将导致错误的行动。

几种错误的努力：企图用意志的力量去控制症状；试图用瑜伽功、自律训练等去改造性格……其结果是更深地陷入症状的束缚之中。

（4）知道其欲望后，纠正努力的方向。

·矫正偏离的轨道：着眼于日常生活的事情，做该做的事，一点一点地积累。

·定准方向努力做，使它成为习惯。

·制定眼前的实践目标，开始实践。

（5）在日常生活的基础上积累实践。

·有时候会出现即使在头脑中制订好实践计划，但行动却跟不上，这时……

·重新考虑实践措施，实践目标要力所能及，仔细考虑细节是很重要的。

·实践目标设定好了以后，现在该做的事就很清楚了。

·一边忍受着症状，一边持续不断地做日常生活中的事，便会产生出新的感情。

二、为什么会得神经质症？

人们烦恼的本质是什么？是被束缚的背后精神上的某种机制。如果能把握住这点，便能改变我们对症状及自身现状的看法。

（一）神经质症的特征

（1）即非器质性的疾病，也不是精神病，只是在对人性错误认识的基础上某种精神性机制引起的一种现象。

（2）把正常的健康人谁都会有的心理、生理现象看作是异常、疾病，并且把它作为人生的一大障碍，无论如何也要把它治好。

（二）症状的三种类型

（1）普通神经症。

（2）强迫神经质症（恐怖症）。

（3）焦虑神经质症。

（三）造成神经质症的精神机制

1.外　因

本人有某种感到为难的环境，如疾病、工作调动、搬迁、亲人的生离死别、结婚、晋升等多种因素。

2.内　因

①本人生来具有的神经质性格，以及其根本的脆弱性所在（性格本身来说并无好坏之分，只是脆弱性太强，副作用大）。

②强烈的适应焦虑（对事物、环境能否适应的一种焦虑）。

③对人性错误的认识（神经质者有着强烈的"不这样做不行"的观念，而且被"只能这样"的观念束缚，有着无视人性事实的倾向）。

3.精神机制（防卫单纯化的机制起作用）

人常会把理所当然会发生的事当作只发生在自己身上的事，或将此错误地看作是特别事件（对人性的一种错误认识）。比如工作后的疲劳、困乏状态，甚至目眩、心悸，这是谁都有的；参加对自己来说很重要的会议时，在众人面前紧张得说不出话来或声音颤抖，会猜测别人会怎么看，这是每个人都经历过的。他们把这种发生在谁身上都不会感到意外的事情，看作是只发生在自己身上的事而作为特别事件去对待（部分弱点绝对化）。这样一来就会把焦虑、痛苦归咎于"如果没有这些的话……"。

如果把焦虑、痛苦这些症状作为眼前的敌人，那么其他的现实问题就顾不过来了。把焦虑、恐惧作为眼前大敌，一旦想到如果没有这些，一旦想压抑这些的时候，焦虑、恐惧就越来越强烈（精神交互作用）。这样便会对现实问题失去关注，现实生活就会后退。会使焦虑、恐惧更加强烈。

一心一意都想消除焦虑感、恐惧感，于是便出现错误的行动，错误地朝着"等焦虑、恐怖消除之后再做其他事"的错误方向去努力。

比如，进入一个新公司会有一些焦虑，在这种情况下，本应把目光放在做好工作上，尽快地投入工作，在现实中努力进取。然而，只注意焦虑，想从焦虑中逃避，做种种努力企图消除它，结果反而忘了自己本来应该做的事，犯下大错（手段的自我中心化）。结果在现实生活中越来越往后退，陷入神经质症的泥潭。

（四）因为症状而扭曲了的看法、想法

1. 来自劣等感的差别观

具有这样观念的人，总认为自己的身心特别软弱，和别人不同，感觉只有自己有很多弱点，对外界刺激的抵抗力差。

2. 劣等感的投射

不仅失去了为他人着想的想法，而且总感觉别人知道了自己的症状，因此轻蔑自己，讨厌和自己在一起。

3. 脆弱性

人如果没有健康，就不可能有好的生活。一旦患了一种疾病，就感到自己的人生无可救药。甚至有些人考试失败了，在人前脸红了，就觉得自己的人生便无可救药了，他们对事物的认识容易极端化，必须二者择一。对于健康，他们寻求没有疾病的完美，自我防卫倾向强烈，无论怎么说，其追求都不过是一种理想，无法从实际、现实去考虑。

4. 依存性

依存性即缺乏自主、自立性。在工作单位出现什么失败，都把责任归咎于别人。一旦面临困难，马上就表现出对别人或其他事物的依存态度。习惯于对己宽，对人严。不会忍耐，也不主动想办法打开僵局。无论做任何事都不与别人商量。在现实生活中，他们的行动范围非常狭窄，体验不足，很容易走上神经质症这条路。

5. 自我中心

是指只考虑自己的事，或是在考虑事情的时候总是以自我为中心。换句话说，只用主观思维，而不能站在客观的立场上，用客观的态度去考虑问题。常常想的是别人怎么看我，无论做什么事都顾虑重重，还未曾工作就会先想到失败，劣等感特别严重。而且总觉得神经质症的症状只是自己的最严重，别人的症状没有什么。几乎完全不会为别人着想，是纯粹的自我中心主义。

（五）打破脆弱性

1. 认清有神经质性格

自己要认清自己是一个具有胆小谨慎、不服输的神经质性格的人，而且充分地认识到这种性格的好、坏两个方面。知道了这一点，今后该怎么做，怎样才能发挥神经质性格好的一面，就会自然而然地知道了。简单地说，要弄清自己是什么样的人，这是最重要的。

2. 摆脱完美主义（打破观念性）

认清任何事情都不可能是完美的。在现实生活中，人们习惯于追求完美，但世界上不可能每一件事都完美无缺，过分追求完美就会成为一种束缚，因此必须摆脱这种完美主义。行动也好、情绪也好，都应顺其自然。

3. 采取自主行动（打破依赖性）

无论谁都不可能一个人孤立地生活，生活中必须与家庭、工作单位、社会协调配合。因为焦虑，便不愿与人打交道，比如不愿参加家长会，因为不喜欢见到邻居就连外出买东西也不去……这种态度是不可能生活得愉快的。如果长期这样，就不可能从依赖性中摆脱出来。我们应不管有无焦虑、不管喜欢与否，都应不畏惧失败，必须做的事就主动去做。只有跟随实际行动，依赖性才会随着行动慢慢地消失，在行动能力增加的同时，行动范围也会慢慢地扩大，这样就能充分发挥神经质性格好的一面了。

4. 为他人着想（打破自我中心主义）

简单地说，为他人着想是一个非常大的、虚构的框架，它意味着必须为他人做点什么，按这种空洞的说法又会陷入被束缚的状态。不要想得太大，要具体地从别人的立场、心情出发去做事。如果是家庭主妇，不管自己情绪怎样，应该在丈夫、孩子们出门之前起来，准备好他们的早餐，用"在外当心"之类的话送他们出门。如果是丈夫，不要认为家里的所有事情都应该是夫人做，可以承担叠被子、浴室的清洁等。这种互相体贴的行动，可以使只顾自己的注意力转向外界，主观看法就会朝着客观看问题的方向转换。

三、神经质的性格特征

正为神经质症烦恼的我们，有着天生的神经质性格。虽说不喜欢这种性格且为此烦恼的人不少，但它不可能随意志力而改变。但是，如果正确行动起来，就可使这种性格朝建设性的方向发展了，可以使个人能力得以充分发挥。充分利用性格优势的前提是了解自身——这是最基本的出发点。

（一）关于性格的看法

（1）性格是不能随意志的力量所改变的。

（2）性格随行动而变。

不能否认性格有遗传决定的一面，但它也有社会、环境影响的一面，精神性的东西明显具有可变性和流动性。性格虽说不能随自己的意志而改变，但却是随着环境与行动而变化的。

（3）性格可以一分为二地看，来自好的实践能使性格正的一面得以发挥。性格特征本身并无好坏之分，仅仅是在实践中发挥正面或负面的影响而已。在森田理论中有"两面论"的说法，性格特征也适合用"两面论"来理解。

神经质的性格也同样具有让神经症发生并使其强化的一面，也有克服它的一面。这两个方面是矛盾、对立的，这也促使我们以不断变化的方法来应对神经质性格、神经症。

（二）神经质的性格特征

神经质的性格特征包括：自我反省性、执拗、强烈的追求欲和担心。

上述基本特征有对现实生活不利的因素，但克服困难后也可成为一种原动力。

症状重的时候，表现出逃避行动，性格的反面占上风。

在为症状烦恼时，能有好的行动，性格的正面会自然而然表现出来。

好的行动反复出现后，会带来一种舒畅的感觉，可以陶冶神经质的性格，从而引导性格的正面占上风，由此也可以达到一种内心的安定。

1. 自我反省

+（正面）：反省心强烈，认真，责任感强。当克服症状或朝前进的时候，神经质症患者的自我反省具有很大的动力。

−（反面）：只考虑自己的事，过分仔细地分析自己的身心状况，放大仅有的弱点、缺点，抱着劣等感不放，带有观念性的理想主义倾向。症状最重时，只能意识到自己的事情，而且对自己的主观理想的追求想一气达成，有时候与实际情况相矛盾，这是症状的又一因素。

2. 执着性强

+（正面）：韧劲、忍耐力强，做什么成什么。将这种韧劲用于实践中，可以克服症状。

−（反面）：容易拘泥于某事某物，不可通融，缺乏柔软性。当拘泥于某事后，很难将自己的意识改变过来。就像恶作剧一样将这些想法固定起来，使自己很难适应周围的环境，很难用柔软的方式吸收其他意见。

3. 感性、多虑

+（正面）：感性、焦虑，上进心、完美欲强，努力、认真。做事之前会从各个角度仔细考虑，不容易失败。

−（反面）：对焦虑、痛苦反应敏感，对未来担忧较多，自寻烦恼。行动消极，容易失去行动的大好时机。

4. 欲望强烈

+（正面）：上进欲、完美欲强，努力、认真。他们常常不会失去上进欲，经常都抱有梦想与目标并为之努力。

−（反面）：容易陷入完美主义，有时会一味追求与现实分离的理想和欲望，所以常为不完美而烦恼。即使有目标，因为它与自己的现状及实力不相称，所以总是没有成功感，总是有劣等感，甚至怨恨周围的一切。

四、感情法则、感情与行动的法则

神经质症的人最初便有对感情认识不足的部分，如果能正确抓住感情的本质，他们对于自身的看法才会发生质的变化。

（一）感受力

无论什么感情都是自然的，甚至包括自己感觉到的不自然、不愉快的感情也是自然的，没有任何异常。别人的视线是自己的心病，亦如是不是沾上了不洁之物等，这些感情都是自然感情，与疼痛一样是一种本能反应。

不要去整理这些感情，感觉到的东西就让它自然地感觉，熟悉以后感情便会流畅起来，变得柔和起来（自然、纯洁的心）。时间长了感受力便会增强，慢慢地就能感受到花的美丽、人的亲切。

此时，便从自我中心开始转变到为他人着想了。

盼望着焦虑感、不愉快感消失的神经质者，因为感受不到自然的时间太长，所以大多数人对自然的感受力已经减弱了（偏离了）。

（二）感情法则

法则1：如果顺其自然，感情是不会形成山脉样的曲线一升一降的。

感情是一种自然现象，是一种本能，大多时候人的力量（人的意志）是无能为力的。

法则2：如果让感情满足冲动后，它便会很快地安静、消失。但是像我们这些有神经质性格的人，愤怒的感情爆发、冲动性地行动后，虽能使感情得到暂时的满足，但随后总是痛苦的。

法则3：感情一旦习惯了某种感觉，对此便会变迟钝甚至于没有感觉了。比如早起，最初是非常痛苦的，但是坚持下去习惯后，便一点儿也不感觉难受了。

在社会生活中，不可能只有快乐的、好的事情。对于痛苦的磨炼，只要能忍耐住，习惯了以后，便不会再极力排斥了。

法则4：感情受到某种持续地刺激，一旦把注意力集中在这上面后，感情对此的反应会越来越强。

【例】为食欲不振、失眠烦恼的人，很自然地、没有理由地便会出现焦虑感。

当想到想做点儿什么去消除症状时，却因为把注意力都集中在症状上了，焦虑反而更强了。

【例】在众人面前怯场，声音发颤、脚发抖。

拼命地想控制它，说重要的话时反而说不清了。这种反复出现的恶性循环被称为"精神交互作用"，它会使感情的流动停滞，让人陷入被束缚的状态。

法则 5：感情随着新经验的体会，在不断反复的基础上牢固地形成。

【例】不敢利用交通工具的焦虑神经症患者，因为有预期恐怖，提心吊胆地乘上电车，随之发生急剧的心悸，忍耐着到达目的地，重复 2~3 次这种安全乘车后感觉好多了。

在法则 5 的情况下，焦虑神经症正反两个方面都起了作用：

反面起作用的情况下，把注意力集中在焦虑感的痛苦上，其结果是害怕乘车。

正面起作用的情况下，强迫自己乘上车，到达目的地，看到事实是平安到达后，建立了自信。

（三）感情与行动的法则

法则 1：感情是人内在的自然现象，不受意志的控制。

在众人面前表现出的紧张、抑郁、焦虑等，是人的自然感情，不要焦虑试图改变它，这是正常的。

法则 2：感情随环境及行动会迅速变化，而行动是自由的。

为在众人面前紧张得说不出话来而烦恼的人，是对人恐怖的人。要理解紧张是不可避免的，但是如果仍能出席座谈会，将自己的症状说出来，紧张感便会随着这个行动而得以缓和。反过来说，如果自己只一味地注意焦虑的情绪，不愉快感会一直持续下去。

法则 3：好的行为伴随着愉快的感情，不好的行动伴随着不愉快的感情。

好的实践行动比什么都重要，好的行动是以目的为本位的行动，不好的行动是以情绪、感情为本位的行动。比如有人恐怖工作结果，迟迟不向上级汇报工作，这就是情绪本位、不好的行动，如果不断地重复这种不好的行为，那自我嫌弃、劣等感会越来越重（负性感情），一直不会摆脱掉症状。最终会被评价为没有现实责任感的人。

法则4：重复好的行动可以养成愉快的感情习性，不好的行动会形成不好的感情习性。行动会影响感情，但是一次两次的行动并不会在养成习性上起多大的作用，只有长时间反复的行动才会养成感情习性的形成，必须要有毅力做长期的努力。

法则5：不好的行动形成的感情习性，会因好的行动养成愉快的感情习性而消失。

我们因为对感情容易产生错误的认识，往往会在不好的行动基础上陷入神经质症的泥潭。但是，如果意识到是错误的认识，及时给予好的行动，并且坚持不懈地做下去，就一定会养成好的感情习性，也便能克服神经质症的痛苦了。摆脱症状并不需要那么着急，要通过实践、努力，慢慢地克服，逐渐回归良好状态。

五、欲望和焦虑

为什么我们会这么担心，有这么多焦虑？我们常常会想，要是没有这些事情就好了。然而，殊不知这些焦虑的出现是有其理由的，如果能正确对待背后隐藏的欲望，就肯定能找出一个实现或抑制这些欲望的好方法。

（1）焦虑与欲望占了同等比例的，欲望越大焦虑越强。

焦虑的根源，一面是对死的恐怖，另一面是生的欲望。

【例】焦虑神经质症的人→直接受到死的恐怖威胁，他有不想死，极力想活的欲望。

【例】普通神经症的人→因为恐惧与死直接相关的不可治疾病、难治性疾病，便反复做各种检查，有想活得更健康、更好的欲望。

【例】强迫神经质症的人→表现出一种对成为社会落伍者的恐怖，事事追求完美，有想得到社会承认和信赖的欲望。

（2）有欲望的地方一定伴随着焦虑。

欲望从感情的角度来看，既有焦虑，也有喜悦。比如抱有希望被人承认，被人尊敬，拥有理想的婚姻等种种欲望时，便会感到焦虑。然而当这些欲望被满足时，人们就会感到喜悦。

（3）一旦患神经质症后，常常会忘记本来的欲望，看不见目的，往往只把消除症状（焦虑、恐怖）作为目的。

对于头痛、心悸、惧怕别人的视线等心身不适及焦虑，该怎么办呢？是把这些焦虑、不适感看作一种不应该有的东西呢，还是看作虽说有但并非器质、精神性的疾病呢？除了承认它、忍受它，与其共处，当下是没有其他办法的。看法的不同会产生不同的对待神经质症的态度。

（4）换一种角度，焦虑是安心的一种准备。为了保护我们的生命、适应社会，焦虑以及不适应感是不可或缺的。比如汽车的刹车，如果没有它会起车祸。同样的道理，在人前紧张、发怵，这些会使我们避免鲁莽行动。

（5）神经质症的焦虑是一种观念的产物，是在头脑中对观念的欲望（与现实不相应的）形成的一种扩大的焦虑。这一点同样可以通过学习、实践，使它朝自然的方向发展。

（6）人在"生的欲望"这个原始动力支配下，产生种种其他欲望，与此相应的也会有种种焦虑存在。

人的生存本来并非为死，或为焦虑、恐怖而操劳，活着只是正确地认识这些欲望和焦虑，并尽可能按这种欲望尽最大的努力去做而已（有必要认识自己主要的欲望是什么）。

（7）欲望会随积极的行动得以发展。一件事完成后再向另外的课题挑战，人的视野就会开阔起来。当注意力朝向外界后，该做的事情自然而然就会多起来。随着生活的充实，慢慢也便会忘记症状的。

六、行动的原则

很多人学到的东西仅仅只是一种知识的了解，对解决烦恼没有任何实际的帮助。学习森田疗法后，把这些知识用于实践才是应用森田理论的第一步。我们将这些要点整理成十二条分享给大家。

对于森田理论，与其空谈理论，不如说行动更为重要。无论情绪、感情、症状怎么样，总之做应该做的事肯定没错。在反复行动的过程中，不仅会从神经质症中解放出来，而且也会促成人格的成长。

为了确保在日常生活中"做应该做的事"，请参考以下要点，然后按自己的实际情况下功夫，并时常在日常生活中检查自己的实践和行动。

（一）面临困难，感到焦虑、困惑时的检查要点

1. 问题是什么？

问题、焦虑的原因何在？分析此点时不要按情绪从主观上去看，应该

从客观事实出发，抓住一些重要的东西。

当我们主观倾向性太强的时候，要想从事实中抓住问题的要害是非常困难的。但正如森田博士所强调的"事实唯真"那样，我们必须要仔细观察自己所处的环境、健康状况，以及自身能力，从事实中找出问题。

2. 原因是什么？

为什么会出现问题？当把原因归咎于自己的性格、症状及身心状况时，便不可能抓住问题的真正原因。而且需注意，如果一旦把原因归于症状后，症状便成了眼中之敌，会常常以除去症状为主要目的，结果会导致焦虑、恐怖情绪越来越强。因此，尽量不要把原因归于自己的身心状态。

3. 有什么解决办法？

把自己想到的若干办法写在纸上，随着这个行动，我们会抓住对事物的客观认识，思考便会有了头绪。

4. 对自己来说最好的解决方法是什么？

从写下的多种解决办法中选择一个最可行的方案，这种做法可以使在头脑中想到的东西可视化，有利于选择解决办法。

5. 选好后立即行动

解决问题的最好办法是：与其理论不如行动。

当选择好解决办法后，我们已经被置于背水一战的境地了，要督促自己用已经决定了的办法去做，别放弃。

（二）最初的行动总是伴随着焦虑

森田先生说："焦虑是为安心做的准备。"

我们习惯于将焦虑作为障碍，正因为如此，当最初感到有症状时，焦虑、恐怖及身体的不适便成了问题。然而最初要做点什么的时候，总是初次行动，出现焦虑是理所当然的。正因为如此，最初的行动才会小心谨慎。

（三）行动的惯性

按森田先生的指导，不管喜欢与否，动手做该做的事。他鼓励人们先行动，指出行动才是出路。伴随着这种行动，在不知不觉中，惯性便会悄然而至。

对学习、工作等事情感觉麻烦不愿动手时，应提醒自己能做的事就要做。不论喜欢与否，动手做该做的事，感情会随此发生变化的。

（四）行动、情绪是波动的

紧张之后会有松弛，运动之后会有疲劳，同样情绪高涨后也会低落。

人不会永远是同样的情绪，会有紧张、松弛、情绪高扬和低落的波动。然而我们却忘了这个自然规律，常把情绪紧张、松弛、高扬、低落这些东西看作是不应该有的。

（五）当下能做的只有一件事

我们稍稍一忙就左忙右乱，这也想干那也想干，往往烦躁不安。

然而无论怎么忙，应该提醒自己，眼前能做的只有一件事，所以选择非常重要。按先后顺序去做，或者按计划行事，使各种事情可视化，这是一种极好的方法。

（六）百分之百正确的行动是不可能的

我们是完美主义者，带有对什么事情都要求十全十美的倾向。

一般而言，这对工作和健康都很好，但是过分了便会成为一种单纯的只满足于自己完美主义情绪的东西了。往往会有做什么都得不到满足的感觉，对别人做的也不满意，这时便容易出现种种问题了。

"完美"只是一种观念的产物，现实中是不存在的。我们能做的只能是朝着目标努力去做，其他顺其自然就好。

（七）彻底与自寻烦恼决裂

我们具有为某事非常担心的性格，不管事先做了多少准备，到最后仍是伴随着担心而终结。因此常常会被人说是自寻烦恼，自己也常在事后觉得这是一种自寻烦恼。

但是，针对某种担心事而言，是自寻烦恼还是应该操心的事，这在事先是不知道的，"自寻烦恼"只是后来的结论而已。

所以，自寻烦恼、担心、小心是应该的，只是掌握好程度、时间就行。

（八）休息是一种转换工作的方式

我们一谈到休息，常会与懒懒散散、卧床不起的状态联系起来，但还有一种休息方式，即变换不同的工作。比如看书、查资料累了，可以做清洁、收拾房间，通过这种方式改变心情，以此达到休息的目的。

（九）无意义的言谈会延缓行动

无意义的言谈：把没用的话，无休止地说给对方听。

这种无意义的言谈虽说能使自己得到一时的宽慰，但说得越多，只能使自己变得越糟糕。特别是关于症状的无意义的言谈，注意力集中在症状上后，不仅会使症状更加严重，而且也会使自己的情绪变得更糟糕，听者也会产生不愉快感。

杜绝无意义的言谈，只要能做到这一点，我们就能成长，精神也会变得强大起来。而且，杜绝无意义的言谈也是我们从症状束缚中解脱出来的一个契机。

（十）理想是崇高目标的细化

我们是理想主义者，应重视这一点，发挥这一特征的优势。而发挥这一特征的优势，就不应埋没在日常生活和现实中，就要树立远大的理想。要实现理想，日常生活中的每一步努力、每一个实践就都是很重要的。实践的目标应尽量从身边、容易做的事开始，然后再制订一个较高的目标，尽量避免失败的重复。

随着细微的努力和成功的积累，慢慢朝目标接近的同时，也会增强自己的勇气和自信。

（十一）生产性、建设性和奉献性的行为对自我及他人都是有利的

正在为神经质症烦恼时，是处于自我中心状态的，自我中心的行动总是行不通的。

实际上，很多神经质症的人都是一边在自我中心地行事，但却不认为自己是有自我中心行为的。

我们应从行动上打破"自我中心"，将自己的症状放在一边，多从别人的立场出发着想去行动。

（十二）行动应该是创造性的

森田先生说："行动应该是来自心灵的愿望，是一件郑重其事的事。"

我们重视我们的每一个行动，即是尊重我们的生命。

通过行动可以发现生命的价值，然而对每个人来说，采取完全同样的行动是不可能的。人们的各种创造来自行动，我们应对自己的行动负责。

而且，在创造性行动的同时，我们能品尝到酸甜苦辣，由此我们也丰富了自己的人生。

七、关于顺其自然

顺其自然是森田理论的根本，它不是探求宗教的神圣境地，而是以实践为中心，是实际的顺其自然的理论。

（一）顺其自然

顺其自然有被动和主动两个方面，从高良先生的理论来看，顺其自然的第一个方面即为被动的一面。强调我们应正视症状及伴随症状的痛苦、焦虑，不抵抗、否定、回避以及敷衍这些问题，而是自然地、原封不动地接受它们。

顺其自然的另一个方面即主动的一面。强调我们应自然地、原封不动地接受它们，借着自己本来具有的生的欲望，建设性地去行动。这与单纯的对症状的放弃是不同的，这对症状来说是顺其自然，同时乘着这股东风向上发展也是顺其自然的。

如果仅仅将注意力集中在焦虑上，就不能把目光转向自己本来的欲望上去了，建设性的行动就成为一种不可能的事了。

在充分认识到焦虑背后一定有欲望后再行动，这是森田疗法的关键，也是顺其自然的根本。

顺其自然以主动的一面为主，随着好的实践会自然而然地使被动的一面消失。

顺其自然并非单纯地忍耐，在症状存在的同时，做日常生活中应做的事，进行应有的行动和实践，一点一点地积累，这是顺其自然的关键。

（二）从情绪本位到目的本位

1.情绪本位

情绪本位是一种与顺其自然相反的态度，这种态度只把情绪、症状作为问题，与症状恶化直接相关，在情绪本位指导下的负性实践也会使现实生活更糟糕。

【例】以不喜欢在人面前说话为理由，一直回避各种会议，这样一来越来越不想出头露面，在别人面前会越来越感到恐怖，最后连基本生活也受到影响。这里要认识到，症状的不协调感、情绪是非常重要的因素。

2.目的本位

目的本位是一种顺从事物的发展规律，为了达到目的而采取行动的态度。"顺其自然"是其实践的关键。应注意：第一，实践是有目的的，并非是为了治好症状；第二，制订行动方针、评价行动准则时，不能随症状、情绪来定。

【例】即使是在众人面前说话感到可怕，但想到会议的必要性，需要参加的就一定会去。被指名要求发言时，即使是战战兢兢地也会上台去讲几句。这是目的本位的态度。

3.正确定位该做的事

不要把"症状"看作一件中心事，而应该从自己所处的现实出发，做真正应该做的事。比如不应该去想用什么办法逃避会议，而应主动地去考虑会议的重要性。

4.注重现实，走出被束缚的状态

比如在出席会议时，不要把注意力放在发言时声音发抖等瑕疵上，而应将自己的注意力转向发言的成功点上，由此慢慢会走出被束缚的状态。

5.理论→生活实践→经验→总结→理论

通过"理论→生活实践→经验→总结→理论"这种形式可以有效提高认识和行动力。将每个单元学到的理论知识应用到实践中去，当能自我体验这种经验后，再回过头来用理论去指导实践。这种反复看上去很单调，但在不知不觉中自己会得到很大的提高。

八、什么是治愈？

即使一直坚持在生活探讨会里学习森田理论，也常会产生疑问，真的会治好吗？这里，我们与森田理论之间对"治愈"这个概念存在着某种理解差异。

在森田疗法中，"治愈"并非是指症状（焦虑、恐怖、异样感）的消失，而是纠正把这些看作是异物的认知，体现"顺其自然"的一种状态。

因为神经质症，当一个人烦恼时，感觉只有自己一个人才为这种事在烦恼，在孤独中自我烦恼，所以一直持续在一种闷闷不乐、连该不该去医院自己都不知道的状态下。森田理论会从另一个角度，让我们重新定义

"治愈"。

（一）共感期

初读森田理论的书，参加一下相关座谈会，便可以知道神经质症的苦恼并非只有自己才有，很多人都有同样的烦恼，由此便可以得到安心感、共感（最初会产生别人的烦恼比自己的轻，自己是最痛苦的感觉）。

这是学森田疗法的第一步，被称为共感期。在此阶段，多听一些别人的话，读一点森田疗法的书，慢慢就能理解别人的烦恼了。

（二）被动顺其自然期

在学习森田疗法时，最初要接触的要领是顺其自然，它教我们自然地接受焦虑、恐怖等症状，做当下应该做的事。

在此阶段，开始实践后，就会进入理解容易但做起来难的时期。

虽然有时按照顺其自然的理论指导接受了焦虑，积极地做了该做的事，但有时仍想逃避。即使有时成功了，但也累得不行。这时便会对这些成果表示怀疑，会出现停顿。

在非常痛苦的阶段，即使是半信半疑也好，在这时除了按森田先生说的，按先辈们的忠告去做以外，没有更好的办法了。坚持行动，这是实践的第一步。

实践要点：突破恐怖，坚持实践。即使在实际中有逃避情绪，也应从身边的事情开始实践，如叠被子、做清洁、擦鞋、洗衣服及擦玻璃等。像这样在小的实践中不断积累的基础上慢慢进步，反反复复地做。除了实践的积累，别无他法。

（三）能动顺其自然期

到了这一阶段，集中于症状、烦恼的注意力会一点一点地减少。伴随这个变化，在痛苦之中往往也能看到达到的目的以及行动的成果。

在朝好的方向转化的过程中，会有多次挫折出现，不要焦躁、灰心，要坚持不懈地行动，这是非常重要的。

进三步退两步是很正常的，"共感期""被动顺其自然""能动顺其自然"之间是一种弧线性，是不断向前推进的。

（四）陶冶期

神经质是一生的问题，并非马上就能解决的问题。陶冶期，是指在实际生活进步的同时，使神经质好的一面开花结果的时期。然而，这一期是没有终结的，是长期存在的。

以上四个阶段并非按顺序依次进行，因为这是在日常生活中一边经历痛苦一边通过实践锻炼自己，树立自己从别人立场上去看问题的方法及行动准则——这被认为是打破脆弱性的中心环节。

总之，尽自己的力量，做对人有用、与人方便的事情，结果会对自己有利。学习——实践——总结，我们应在这个不断反复的过程中，每天努力朝着目标前进。

九、总结的方法

迄今为止，我们在各单元学到的东西，就像在学校里学的课程一样，不能只是为了单纯地记在脑子里，而是应将学到的东西用于实践。再将实践的经验总结出来，由此观察自我心身状况是怎样融于现实中的。通过反复的学习——实践——总结，将所学化作所用。针对症状学习的基本总结方法，现详述如下。

（一）在神经质症基础上形成的人格，对事物的错误认识在哪里？

【例】A先生为公司职员，因为对人恐怖、视线恐怖，对视线角落里的人影尤其在意，一旦有人从自己身边经过，心就会扑通直跳。另外，在聚会上，常想到别人会对自己有看法而不能发言。A先生总结说：

（1）坚信作为职员，在能力、人际关系、兴趣及所有的一切上的评价都应是满分。

（2）不管开会还是休息、闲谈的时候，都不能有轻率举动，一定得拿出绅士风度。

所有的事情都能得满分的人是没有的，而且无论谁都有说话紧张心跳加速的时候。A先生就这样在错误认识的基础上，设计了一套"必须如此"的枷锁给自己戴上了。

（二）因为对人性的认识错误，其努力方向也错了

【例】A先生总结说：

（1）回到家里，今天会议的失败感特别强。觉得在会议上这也该说，

那也该说，但他没有说，为此他后悔不已。

（2）劣等感增强。在公司里与别人目光相遇时，在会议上发言时都会害怕，于是就迟到，与人见面不打招呼，工作变得消极起来。

（3）开始回避公司的远游、工作中的社交活动。

（4）让妻子担心，不和儿女玩耍，家庭气氛暗淡。

（5）不和朋友来往，不回朋友的信。

按A先生的想法，一切都应是完美的。而事实却不是那么完美，所以总是后悔。随着自己对完美的不满足感，在日常生活中行动消极、逃避、工作成绩上不去，由此劣等感越来越强。

（三）为了达到目的，眼前的实践目标是什么？实践措施又是什么？

【例】A先生总结说：

（1）不要迟到。为此算好时间，提前15分钟到工作地点。早晨主动和人打招呼。

（2）为了应对晋升考试，每天用1小时左右学习一些相关的知识。

（3）做好会前准备，必要时即使紧张也要坚持发言。

（4）休息时尽量与孩子们一起玩耍。

我们总是把症状作为实现自己欲望的障碍，所以想除去它。然而让症状这个障碍物顺其自然地存在，我们仍去实现本来的欲望，如此一来症状便会自然地远离我们而去。为了实现我们本来的欲望，我们须设定实践的目标，要订立每天的实践措施去达到这个目标。与症状共存，坚持行动。

（四）制订实践措施的方法

为了治愈症状而采取的行动，反而会使症状固定下来。应该从本人所处的角度和各种关系（工作单位、学校、家庭等）出发去考虑，而且尽量不要单纯地只考虑工作，家庭、健康等也应考虑进去。

对于实践的措施尽量要具体，一旦抽象化后，其结果便是什么也不做了。

【例】定个早起的规矩会觉得茫然，规定早晨六点半起床会感觉容易实现。

【例】说与人友好相处，不如主动地给人打招呼更具体。

对于定好的实践措施，要坚持践行，时间久了便能提高自己的能力，扩大自己的生活面。制订的实践措施要适宜，以稍感到吃力的程度为宜，否则要么没成就感，要么做不到以失败告终，这样会有挫败感，反而有副作用。

实践措施的实施点：

·一定要把行动这件事放在心上，即使存在逃避情绪也得行动。

·不要把完美主义带进实践中来。不要因为没把握就放弃，要把目光放在成功的基点上，在这个基础上坚持做下去，这是非常重要的。

·按周期检查实践结果。如果没有按期做到，不要归咎于症状。仔细考虑为什么没有做到，是否措施不得当，或是方向有偏差。

·当重新评价措施时，如果措施不得当，需重新制订一个切实可行的措施。如果已经成了习惯性的，就换一个新的方式去挑战。

坚持做下去时间久了，就会发现与过去相比，自己已有了很大的变化。以前是通过症状在认识自己，现在在实践的过程中，就会慢慢地看到自己在现实生活中是怎样在一步一步地进步了，不再纠结于症状了。

（五）治愈发生在哪个阶段？

神经质症患者对自己的评价往往比客观情况要低。虽说在 A 先生的例子里也能看到这一现象，但后来他坚持不断地参加探讨会，热心地为后来的会员服务，而且在公司里取得的成绩也得到了认可，这种建设性的生活给他带来了欢乐。

人的心灵被束缚与争取得到更好的生存价值的过程，是一个千方百计摆脱心灵束缚，争取无忧无虑、自由自在生存的过程。只要用森田理论正确指导自己的行动，就不会感到被束缚了，这是先辈用事实已经证明了的。当一个人一旦从被束缚的状态下解放出来，身心便会轻松愉快，生活也会更有意义，更丰富多彩。由此可见，森田理论是神经质症患者自我解放、自我完善的精神武器。